MACH DICH FIT

mit Heike Drechsler

In wenigen Minuten zu mehr Ausdauer & stärkerer Muskulatur

CHRISTIAN

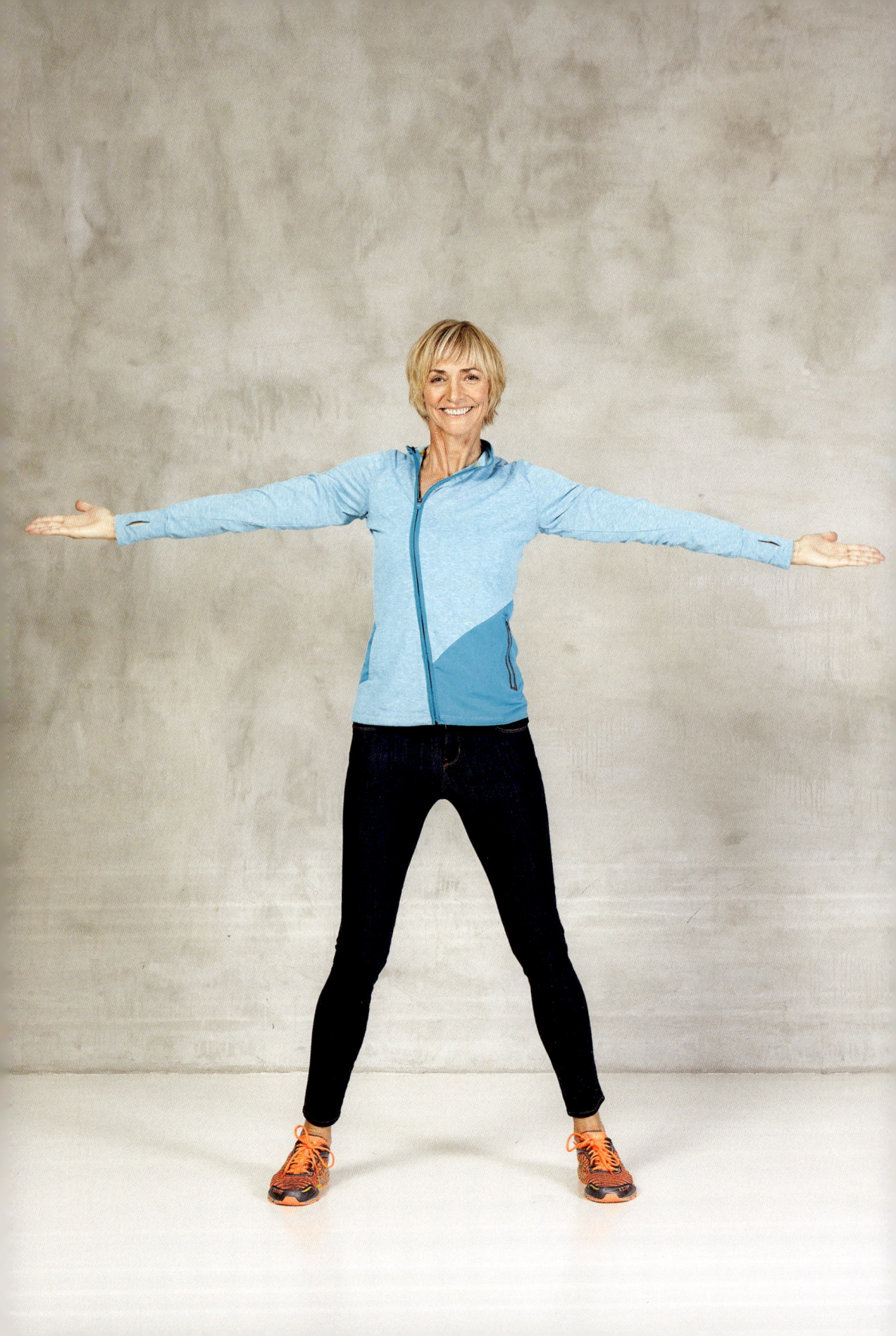

INHALT

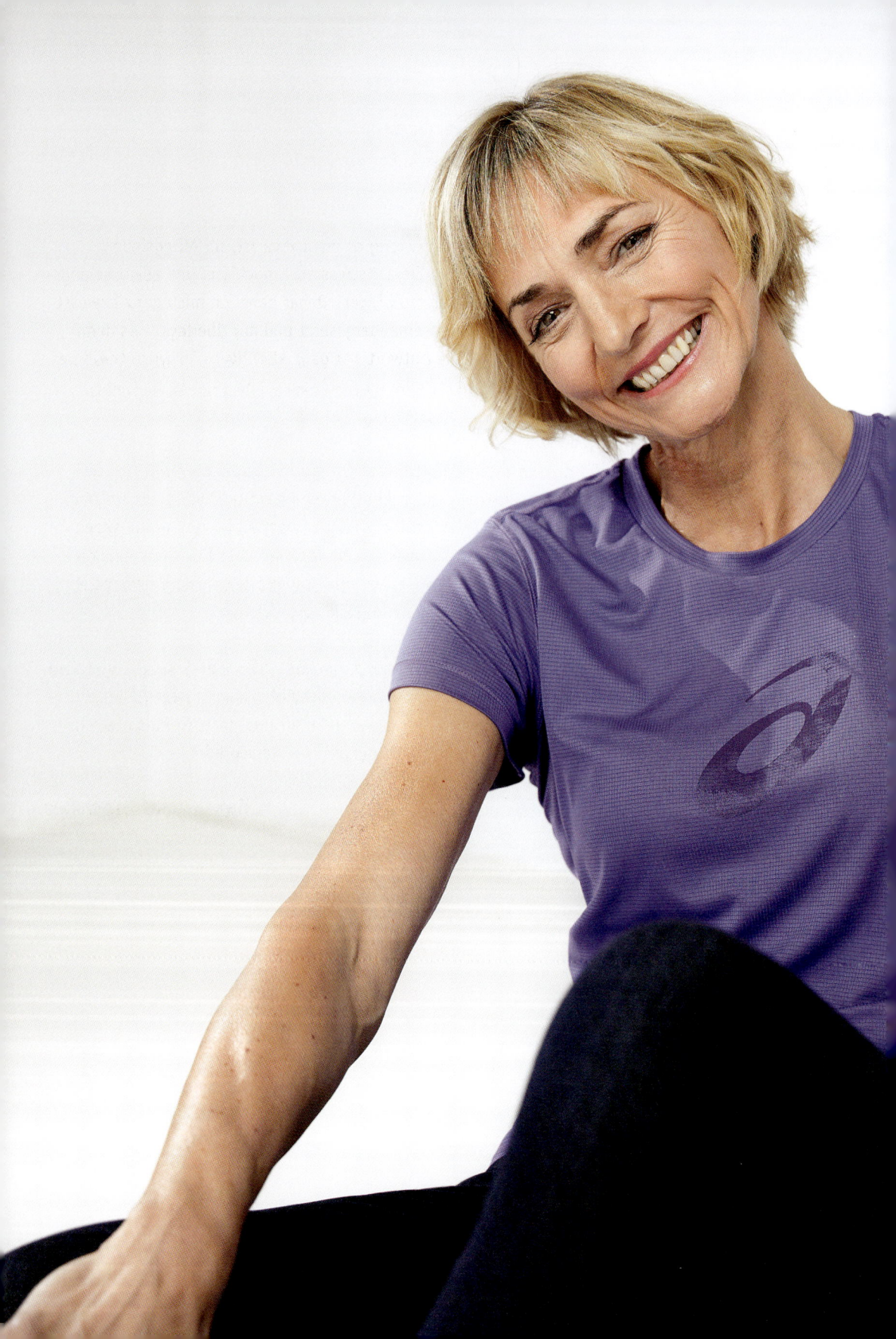

VORWORT

Auch ich weiß, wie schwierig es manchmal ist, im Alltagsleben zwischen Berufs- und Freizeitstress auch noch viel und abwechslungsreiche Bewegung unterzubringen. Daher habe ich mich ganz bewusst mit diesem Thema auseinandergesetzt und mir überlegt, was denn dazu nötig wäre. Die Antwort war ganz klar: Wenn ich mich trainiere, dann muss das ganz beiläufig passieren, ohne dass ich großartig darüber nachdenken oder ich mich erst aufrappeln muss.

Ganz nach diesem Motto habe ich mir in diesem Buch ein Übungsprogramm überlegt, dass du sozusagen ganz beiläufig auf dem Weg zur Arbeit, am Arbeitsplatz, zu Hause oder auch sonst wo ausüben kannst. So bleibst du immer in Bewegung, wirst fitter, beweglicher und gesünder ohne große Anstrengung und ohne dass dein innerer Schweinehund deine Pläne durchkreuzen kann.

Dein Körper braucht Bewegung, um richtig zu funktionieren, und dein Geist braucht sie auch, damit du abschalten und das ewige Gedankenkreiseln abschalten kannst. Ich helfe dir und gebe dir Tipps, wie du das erreichen kannst. Mach dich fit – ich mach mit!

Eure Heike Drechsler

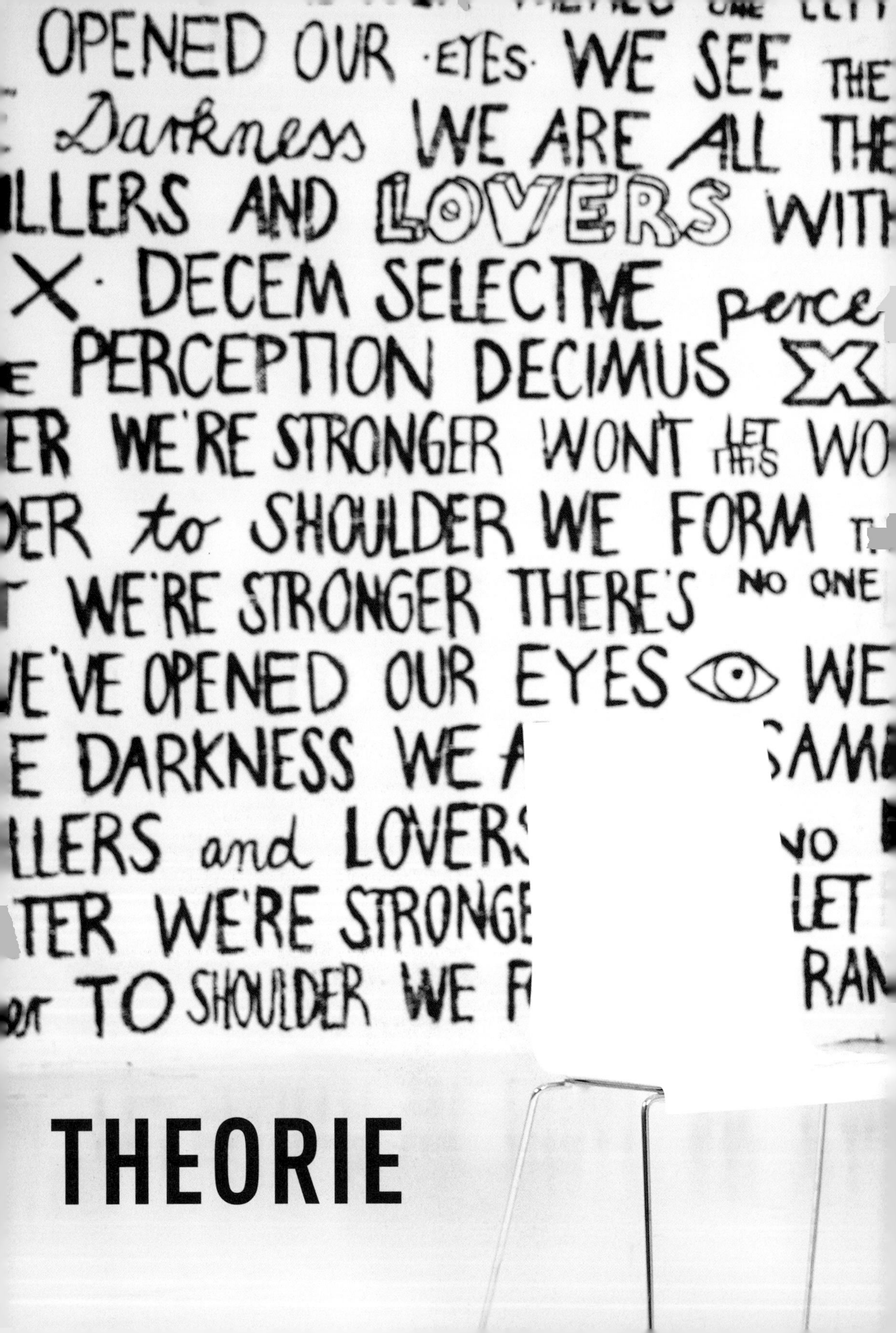

OPENED OUR ·EYES· WE SEE THE
Darkness WE ARE ALL THE
LLERS AND LOVERS WITH
X· DECEM SELECTIVE perce
e PERCEPTION DECIMUS X
ER WE'RE STRONGER WON'T LET THIS WO
ER to SHOULDER WE FORM t.
T WE'RE STRONGER THERE'S NO ONE
E'VE OPENED OUR EYES 👁 WE
E DARKNESS WE A SAM
LLERS and LOVERS O
TER WE'RE STRONGE LET
er TO SHOULDER WE F RAN

THEORIE

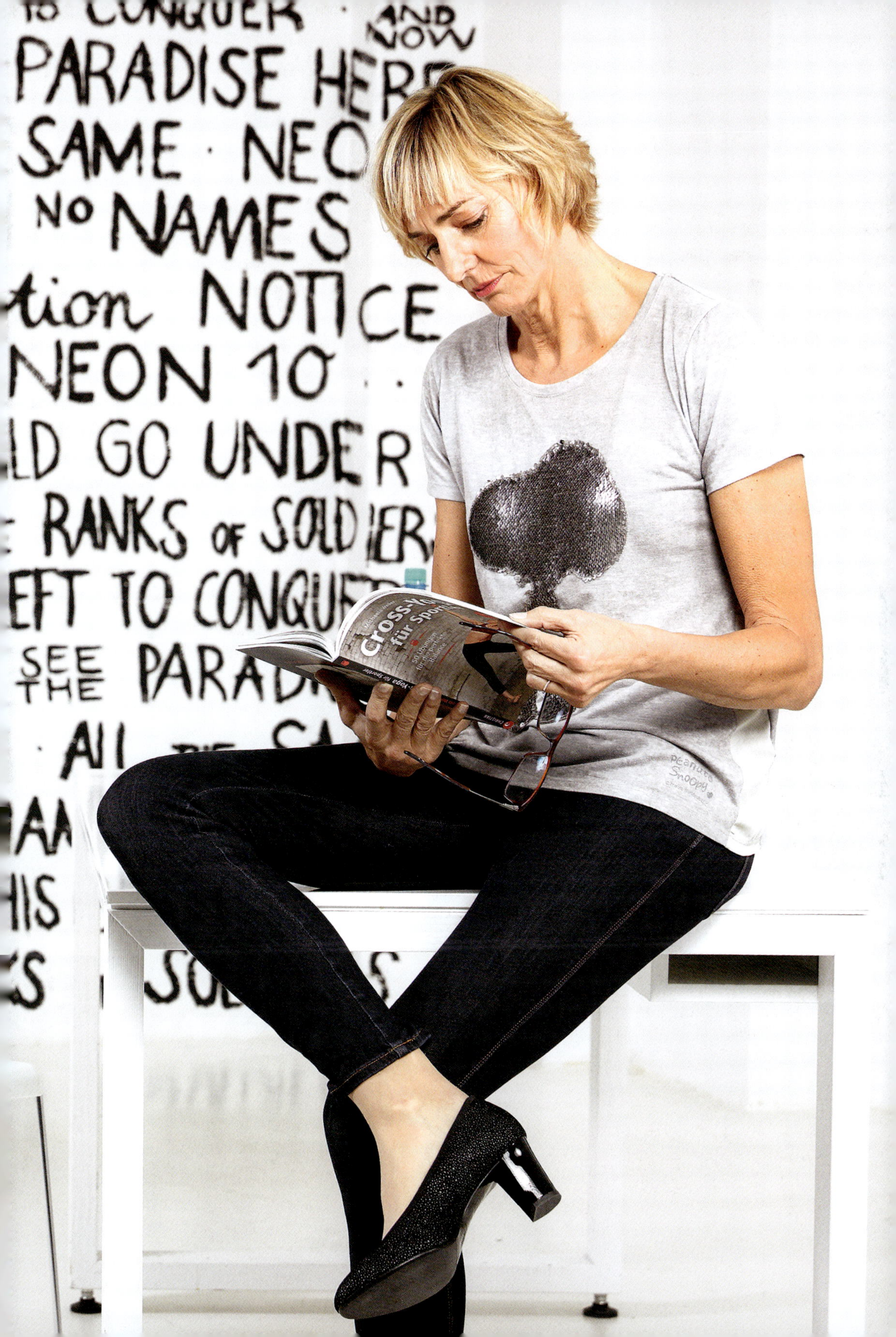

TO CONQUER · AND NOW

PARADISE HERE

SAME · NEO

NO NAMES

tion NOTICE

NEON 10

LD GO UNDER

RANKS of SOLDIER

EFT TO CONQUER

SEE THE PARADI
THE SA

ALL

HAA

IIS

SOLD

Cross-Yoga
für Sport

MEINE GESCHICHTE

An dieser Stelle möchte ich dir erst einmal erzählen, wer diese Heike Drechsler eigentlich ist, die dir in diesem Buch etwas von Körpergesundheit beibringen will – da könnte ja schließlich jede/r kommen!

Man wird zwar nicht als Leistungssportler geboren, aber bei mir war von Anfang an klar: Das Kind ist auf dieser Welt, um sich zu bewegen. Das ahnte meine Mutter vielleicht noch nicht, als ich am 16. Dezember 1964 in ihr Leben trat. Vielleicht aber ja doch, immerhin war ihre Mutter schon eine gute Leichtathletin gewesen, und auch sie selbst hat zu ihrer Schulzeit viele Urkunden in verschiedenen Disziplinen gewonnen. War mir der Sport also doch in die Wiege gelegt? Ich weiß es nicht. Aber seit ich mich erinnern kann, war ich immer in Bewegung. Ich tobte wie wild mit meinen Geschwistern und anderen Altersgenossen durch die Gegend, spielte mit ihnen Fangen, kletterte auf Bäume und auf alles andere, was sich mir damals in den Weg stellte. Im Geraer Krankenhaus war ich schon bekannt, wenn ich mal wieder meine Kletterkünste überschätzt hatte. Das hielt mich aber natürlich nicht davon ab, trotz Verband wieder loszustürmen. Ich glaube, für meine Mutter waren wir Rabauken eine kleine Plage, aber immer noch besser, als wenn wir immer zu Hause herumgesessen wären. Jedenfalls war uns nie langweilig.

Auch in der Schule liebte ich den Sportunterricht und war in der ersten Klasse in der Sport-AG Schwimmen, wechselte aber schon bald – wie könnte es anders sein? – zur AG (Arbeitsgemeinschaft) Leichtathletik. Der Grund des Wechsels war aber keine kosmische Eingebung, sondern eher profan – meine beste Freundin war in dieser AG. Tja, so ist das in diesem Alter ... Wir wurden später sogar beide von Übungsleitern des Trainingszentrums Gera »entdeckt« und erhielten so eine erste außerschulische Förderung durch die Betriebssportgemeinschaft Wismut Gera. Aber glaube bloß nicht, dass damit meine Laufbahn als »Wunderkind« besiegelt gewesen wäre. Tatsächlich war ich nicht ganz bei der Sache und drückte mich auch hin und wieder um das Training. Aber – was die Hauptsache ist – ich blieb dem Sport treu, denn Spaß machte er mir letztendlich doch sehr.

Mit zwölf Jahren zog ich schon von zu Hause aus und in die große weite Welt hinaus. Zumindest fühlte es sich damals so an, als ich das Sportinternat in Bad Blankenburg besuchte. Dort trainierte ich in der Sprung- und Mehrkampfgruppe. Aber mein Trainingsplan war dennoch sehr vielseitig und abwechslungsreich, was ein großer Segen für mich war. Dennoch hatte ich im ersten Jahr schon mit der strengen Disziplin zu kämpfen, der ich mich nun nicht mehr so einfach entziehen konnte. Schließlich war ich bisher immer ein

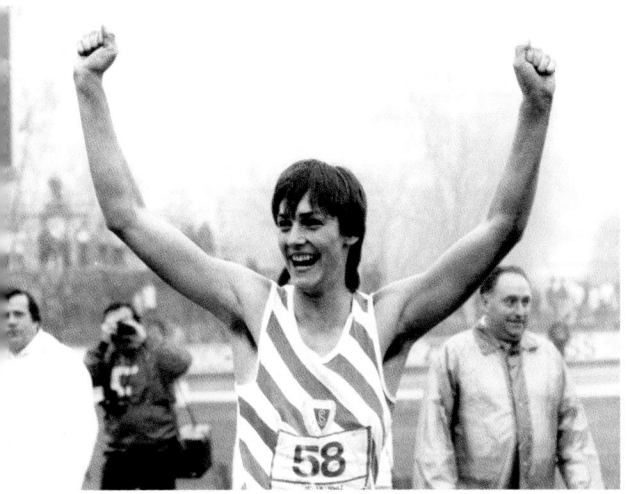

Freigeist gewesen. Aber der Spaß an der Sache und auch die Unterstützung durch meine Freunde und Trainer ließen mich durchhalten, und bald gewöhnte ich mich an den strikten Tagesablauf.

Später ging es dann zusammen mit meinem Trainer auf die neu erbaute Sportschule nach Jena. Jena war für mich damals ganz großes Kino! Hier trainierten schließlich die ganz Großen, meine Idole. Und ich mittendrin! Dadurch angespornt ging es in meinen Leistungen stetig bergauf, sodass ich schon 1980 an meinem ersten »Erwachsenen-Wettkampf« teilnahm. Ich kam immer mehr in der Welt herum, ein Privileg, das ich als Kind der DDR genießen konnte. Es ging für Meisterschaften ins sozialistische Ausland, aber auch in die Niederlande und nach Italien. Es war eine aufregende und wundervolle Zeit, in der sich herauskristallisierte, dass ich zur Weltspitze gehören würde. Dennoch war der Sport nicht alles – nebenher absolvierte ich eine Lehre als Feinmechanikerin bei Zeiss. Doch ich machte mir nichts vor, denn das war nie mein Berufswunsch

gewesen, sondern ich wollte eigentlich immer mit Kindern arbeiten. Allerdings war es mir wichtig, eine abgeschlossene Fachausbildung zu haben. Ausbildung und Sport gingen Hand in Hand, obwohl mir der Sport natürlich immer wichtiger war. Meine Fähigkeiten entwickelten sich durch das regelmäßige Training enorm, war ich doch früher immer etwas tollpatschig unterwegs gewesen. Und es zahlte sich aus – ich stellte neue Jugendrekorde im Weitsprung auf. Dann ging's richtig los. Ich wurde Teil der DDR-Nationalmannschaft, und nach ersten Anlaufschwierigkeiten holte ich 1983 in Helsinki meinen ersten Weltmeistertitel im Weitsprung. Was für ein Erlebnis – und es sollten noch so viele folgen!

Auf einmal war ich berühmt und wurde mit Aufmerksamkeit und Post überhäuft. Das war schon ein komisches Gefühl, ich war doch gerade mal 18 Jahre alt. Aber ich freute mich sehr, dass ich nun ein Idol für andere Jugendliche sein konnte. Und ich muss gestehen, ich habe auch zugelassen, dass Funktionäre der Regierung dies gehörig ausnutzten. Ich trat in die Partei ein und fungierte in meiner Position in der FDJ als Repräsentantin für die junge aktive DDR. Ich war jung und auch ein Stück weit naiv, und ich war vor allem auf eines aus – weiterhin meinen Sport zu machen und weiterhin mit der Nationalmannschaft an Wettkämpfen teilnehmen zu können. Offen gegen das System zu rebellieren, war da völlig undenkbar. Im Jahr 1984 tat sich in meinem privaten Leben einiges. Ich begann ein Studium der Pädagogik – die Vorstellung, später Kinder in Sport und Werken zu unterrichten, hatte es mir schon lange angetan. So packte ich die Gelegenheit beim Schopf und schrieb mich bei der Hochschule ein. Und ich heiratete in diesem Jahr meine Jugendliebe und meinen langjährigen Freund. 1989 kam unser gemeinsamer Sohn zur Welt. Ein ganz neuer Lebensabschnitt begann. Nach der Wende schloss ich mein Studium ab und arbeitete für ein paar Jahre neben dem Leistungssport als Erzieherin am Sportgymnasium in Jena. Meine Ehe stand allerdings unter keinem guten Stern; sie zerbrach aufgrund der hohen Anforderungen, die durch unsere Karrieren an die Beziehung gestellt wurden. Dennoch war es eine schöne Zeit, und ich möchte sie nicht missen – vor allem, da mein Sohn aus dieser Beziehung hervorging.

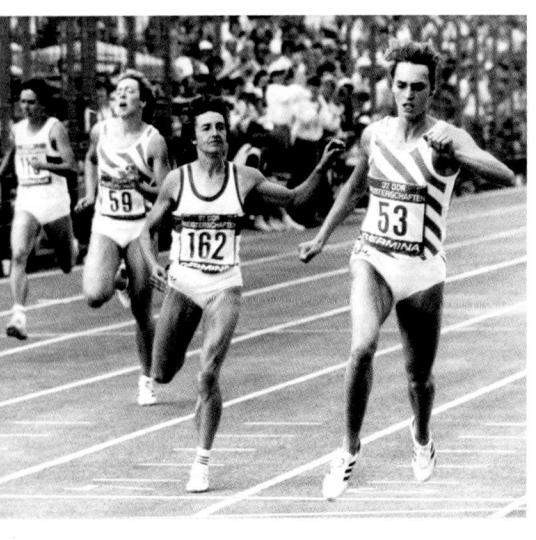

NEBEN DEM Weitsprung gehörte auch der 200-Meter-Lauf zu meinen Disziplinen.

In meiner sportlichen Karriere suchte ich nach Abwechslung, und da ich Mehrkämpferin bin, versuchte ich es neben dem Weitsprung nun auch mit Sprint. Ich war immer dafür zu begeistern, etwas Neues zu probieren, und so startete ich bei den Europameisterschaften in Stuttgart 1986 auch im 200-Meter-Lauf. Und prompt holte ich in beiden Disziplinen den Titel. Mein Ehrgeiz hatte sich voll und ganz ausgezahlt, und das Publikum war aus dem Häuschen. In diesem Moment war ich einfach hin und weg. Und das war erst der Anfang. Bis 1998 holte ich bei jeder Europameisterschaft die Goldmedaille im Weitsprung. Eine Erfolgsserie, die unvergesslich für mich war und ist. Und dann war da ja noch Olympia. Nach dem Boykott von 1984 in Los Angeles bekam ich endlich meine Chance und durfte 1988 das erste Mal teilnehmen. Durch meine bisherigen Erfolge und die sehr gute Konkurrenz war ich hoch motiviert. Ich holte im 100- und im 200-Meter-Lauf Bronze und im Weitsprung Silber, woraus vier Jahre später dann endlich Gold werden sollte. Das erhoffte Gold – ich war in der Form meines Lebens und stellte sogar meinen eigenen Rekord von 1988 ein! Es war ein bedeutendes Jahr für mich, kämpfte ich doch auch um die Anerkennung im vereinten Deutschland. Im Jahr 2000 dann ein letztes Mal – olympisches Gold im Weitsprung. Die folgenden Jahre waren von Verletzungen geprägt und ich fühlte gleichzeitig, dass der Abschied nicht mehr weit war. Ich hatte quasi alles erreicht, was man als Leichtathlet erreichen konnte, so war es dann zwar traurig, aber nicht tragisch, dass ich an den Olympischen Spielen 2004 nicht mehr teilnehmen konnte.

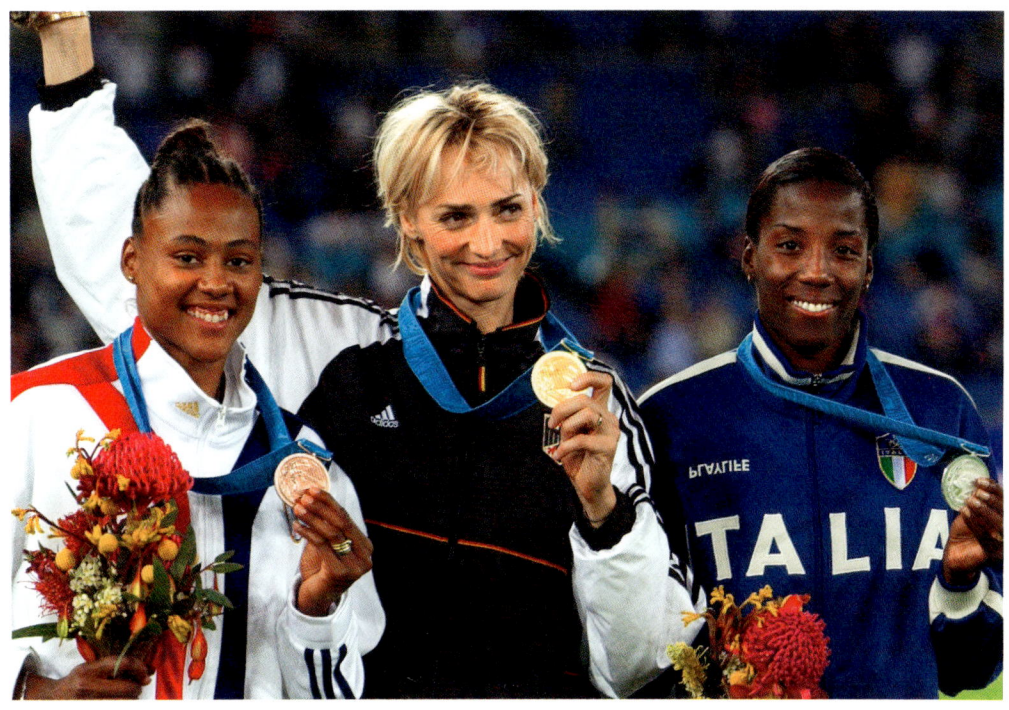

MEINE LETZTE Goldmedaille im Jahr 2000 bei den Olympischen Spielen in Sydney.

So beendete ich meine aktive Karriere ohne Paukenschlag, aber dennoch sehr zufrieden mit meinen Leistungen.

Das waren nur ein paar meiner großen Erfolge im Spitzensport, und ich will ja auch nicht angeben. Aber meine Begeisterung für den Sport hat nie nachgelassen. Auch wenn ich über die Jahre mit privaten und auch mit sportlichen Tiefschlägen zu kämpfen hatte, habe ich nie das Eine aus dem Blick verloren, was mich immer angespornt hat – die Freude an der Bewegung, an der Leistung, die ich in der Lage bin zu erbringen, und letztendlich auch an den Erfolgen, die sich dadurch immer wieder einstellten. Ich bin nun schon lange

nicht mehr als Leistungssportlerin aktiv, aber ich habe nie vergessen, was ich in dieser Zeit bewegt habe. Diese Erfahrungen und die Liebe zum Sport möchte ich weitergeben. Und genau das tue ich tagtäglich in meiner Tätigkeit als Beraterin für Sport, Bewegung, Ernährung und Betriebliches Gesundheitsmanagement bei der BARMER. Und ich hoffe natürlich auch, dir den einen oder anderen Tipp für einen aktiven Alltag mit auf den Weg geben zu können. Es ist die Liebe zur Bewegung, ich möchte dass ihr es auch fühlt, euch bewusst spürt.

Der Sport hat etwas Magisches und treibt mich an – im positiven Sinne.

WER RASTET, DER ROSTET

Einer der größten gesundheitlichen Risikofaktoren ist ein Mangel an Bewegung. Die gute Nachricht ist, es ist ganz einfach, dagegen etwas zu unternehmen – und das zu jeder Zeit und in jedem Alter.

Kennst du das? Du willst dich nur kurz nach etwas bücken, und beim Hochkommen schießt dir der Gedanke durch den Kopf: »Verflixt, seit wann ist das so anstrengend!?« Oder du spürst im steifen Rücken sogar Schmerzen? Diese Art von Beschwerden ist in unserer Gesellschaft leider und fatalerweise in allen Altersgruppen weitverbreitet und oft keine natürliche Alterserscheinung. Der Alltag vieler Menschen ist geprägt durch langes Sitzen im Büro ohne viele Bewegungspausen. Da der Körper daran gewöhnt ist, möglichst wenig gefordert zu werden, sucht man sich dann auf dem Nachhauseweg in der Bahn schnell einen bequemen Platz, das heißt wieder sitzen. Und zu Hause angekommen geht es nach dem Abendessen schnell auf die Couch.

Das Problem ist, dass wir heutzutage im Job und auch privat oft zwar großem Stress ausgesetzt sind und wir daher das Bedürfnis haben, uns nach einem anstrengenden Tag zu schonen – aber dieses »Schonen« bedeutet auf lange Sicht gesehen wiederum Stress für unseren Körper. Dieser ist nämlich eigentlich dazu konstruiert, ständig in Bewegung zu sein und großen Belastungen standzuhalten. Er ist in unserem normalen Alltag also quasi dauerhaft unterfordert. Das führt langfristig zu schwerwiegenden Erkrankungen wie Herz-Kreislauf-Problemen oder Rückenbeschwerden.

Nimm dir daher unbedingt die Zeit für etwas Bewegung – es wird nicht nur deinem Körper guttun, sondern es hilft auch prima, den Kopf wieder frei zu bekommen.

Die Folgen von Bewegungsmangel

Wenn wir uns nicht ausreichend bewegen, dann merken wir erste negative Folgen sehr schnell und direkt. Wir sind häufig müde und schlapp, und wir fühlen uns einfach generell nicht so fit. Das kann sich bemerkbar machen, wenn du in der Früh hinter dem Bus hersprintest und erschreckend schnell außer Puste gerätst, oder wenn die Rolltreppe ausfällt und du gezwungen bist, dich die Stufen hochzuschleppen.

Doch auch langfristige und fatale Folgen können sich aus einem trägen Lebenswandel ergeben, an die man im ersten Moment gar nicht denkt und die man gern weit von sich schiebt, nach dem Motto: Ich bin ja noch jung, was soll mir schon passieren? Doch das Risiko, das sich aus einem dauerhaften Zuwenig an Bewegung ergibt, sollte man nicht unterschätzen. So berichtet die WHO

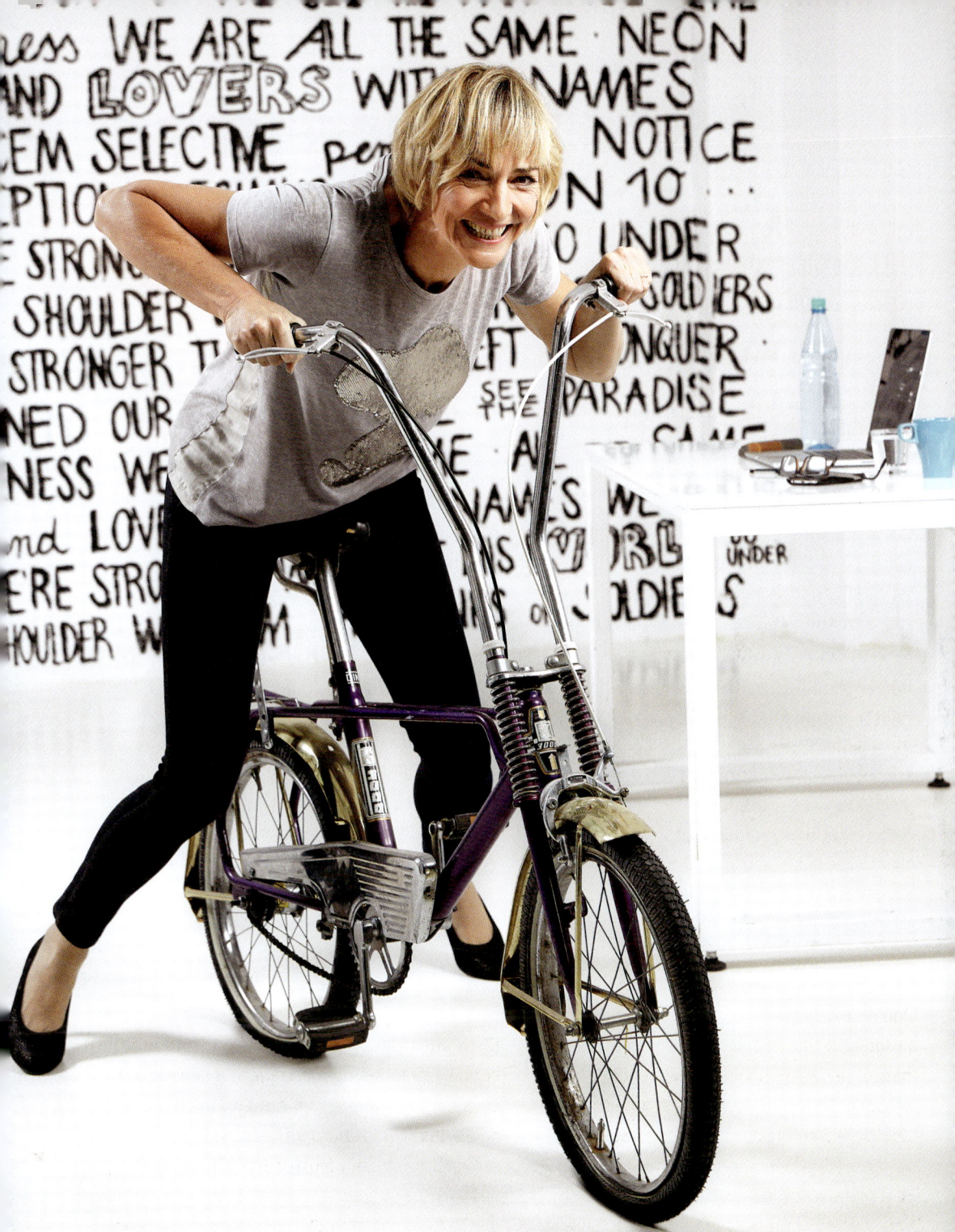

DER SPASS darf bei aller Bewegungswut nicht zu kurz kommen!

(Weltgesundheitsorganisation), dass von allen Todesursachen weltweit ein Mangel an Bewegung mit sechs Prozent die vierthäufigste darstellt. Da kommt man dann schon ins Grübeln ...

Übergewicht und seine Folgeerkrankungen wie Diabetes sowie Herz-Kreislauf-Beschwerden sind wohl die bekanntesten Krankheiten, die u. a. auf Bewegungsmangel zurückzuführen sind. Das ist nicht weiter verwunderlich, wenn man bedenkt, was sportliche Betätigung oder einfach nur ein Mehr an Aktivität in unserem Körper bewirkt. Klar, es werden Kalorien verbrannt, und der Stoffwechsel wird angekurbelt – als Folge nehmen wir im optimalen Fall ab, zumindest aber bleibt unser Gewicht stabil. Auch wird unser Blutkreislauf angeregt, unser Blutdruck reguliert sich auf Dauer, und alles läuft irgendwie runder. Da brauche ich dir nicht viel dazu zu erzählen,

das leuchtet ein. Doch wusstest du, dass Bewegungsmangel laut der WHO auch Ursache für Brust- und Darmkrebs sein kann? Aber auch für andere Krebsarten könnte durch Sport das Risiko einer Erkrankung gesenkt werden, das vermutet zumindest das Deutsche Krebsforschungszentrum. Die Forschungen zu diesem Thema laufen noch, aber eine Tendenz in diese Richtung zeichnet sich bereits ab. Stell dir einmal vor, wie einfach und kostengünstig wir uns vor der »Volkskrankheit« Krebs schützen könnten!

Wenn wir von dieser bahnbrechenden Erkenntnis einmal absehen, so zahlt es sich in jedem Fall aus, in Bewegung zu bleiben. Denn dadurch halten wir nicht nur unseren Körper, sondern auch unseren Geist fit. Wenn wir uns sportlich betätigen, so sind wir Stresssituationen gegenüber besser gewappnet, und auch Depressionen beugt Bewegung effektiv vor. Probier es einfach mal aus – die positiven Effekte werden nicht lange auf sich warten lassen, und du wirst dich nach kurzer Zeit schon besser, fitter und gesünder fühlen und es auch sein!

Eine gesunde Ernährung

Mit ausreichend Bewegung ist es aber noch nicht getan, denn um wieder ins Lot zu kommen, braucht der Körper auch den richtigen »Brennstoff«. Eine gesunde Ernährung kommt im stressigen Alltag leider zu oft zu kurz. So greifen wir gern zum schnellen Fertigprodukt oder zur zuckersüßen Limo, um schnell und effektiv weiterarbeiten zu können. Du wirst lachen, aber auch ich habe in meiner Zeit als Leistungssportlerin in der DDR nicht sehr auf

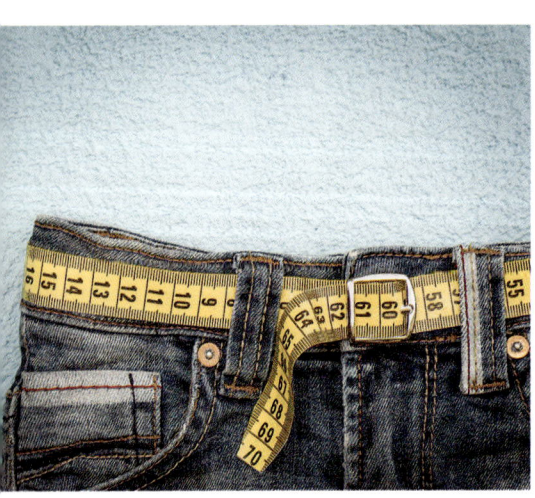

WENN DIE Pfunde purzeln, freust nicht nur du dich, sondern auch dein Körper.

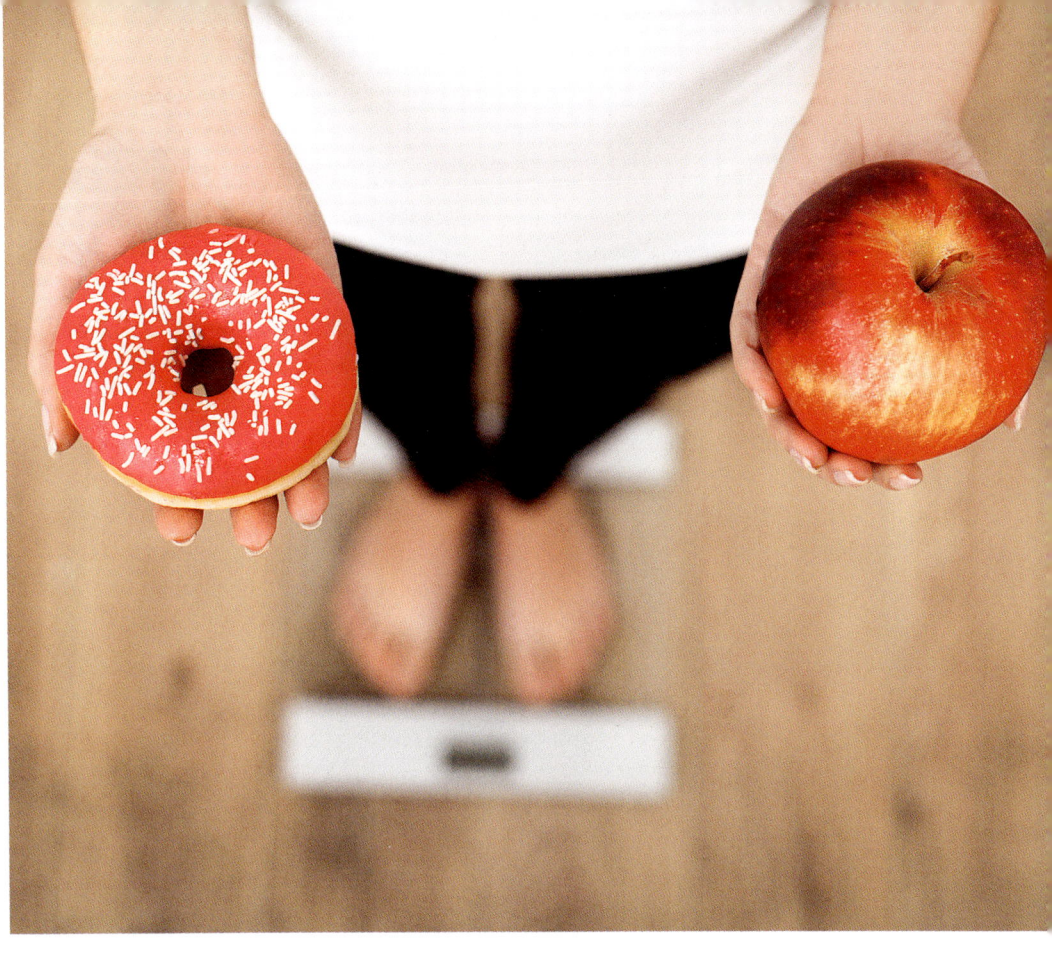

WENN DU Heißhunger auf etwas Süßes bekommst, greif lieber zu einer gesunden Alternative.

meine Ernährung geachtet. Das war damals einfach noch nicht Teil des Trainingsplans, und der ganzheitliche Gedanke kam erst später immer mehr zum Tragen. Damals hat mir wahrscheinlich mein jugendlicher Körper so einiges verziehen, das würde heute nicht mehr funktionieren.

Hab aber keine Angst, ich möchte dir jetzt keine Kohlsuppen-Diät aufdrängen. Beim Thema »Ernährung« geht es vielmehr um einen gesunden und bewussten Umgang mit den Lebensmitteln, die wir tagtäglich zu uns nehmen. Man muss kein Experte sein, um zu ahnen, was

dem Körper guttut und was man eher in Maßen konsumieren sollte. Gehe einfach mal auf den Markt oder in den Supermarkt um die Ecke, und lass dich von den Auslagen in der Gemüseabteilung inspirieren. In jeder Saison gibt es andere Dinge zu entdecken, und es macht Spaß, immer mal etwas Neues zu probieren. Im Internet finden sich zahlreiche auch schnelle Rezepte, die eine gesunde Ernährung optimal unterstützen. Und in Kombination mit einem ausgewogenen Bewegungsprogramm ist es dann auch nicht so schlimm, wenn du ab und an mit Schokolade oder einem Glas Wein sündigst – das mache ich schließlich auch.

LEBENSMITTEL, DIE SICH EHER NEGATIV AUSWIRKEN

Stark zuckerhaltige Produkte: Sie sind schnelle Energielieferanten, die unseren Blutzuckerspiegel zwar rasch ansteigen lassen; dieser fällt jedoch kurz darauf wieder in den Keller, und wir haben noch mehr Hunger als vorher.

Fertigprodukte: Sie sind oft stark salz- und zuckerhaltig und keine Alternative für eine richtige Mahlzeit.

Weißmehlprodukte: Sie sättigen nicht so nachhaltig wie ihre Verwandten aus Vollkorn und enthalten weniger Nährstoffe. Stattdessen lassen sie ähnlich wie Zucker den Blutzuckerspiegel hochschnellen.

Alkohol: Wie du vielleicht aus eigener Erfahrung weißt, vermindert Alkohol das Leistungsvermögen und ist daher zu meiden. Außerdem hemmt er die Aufnahme von Nährstoffen und verlangsamt Stoffwechselprozesse im Körper.

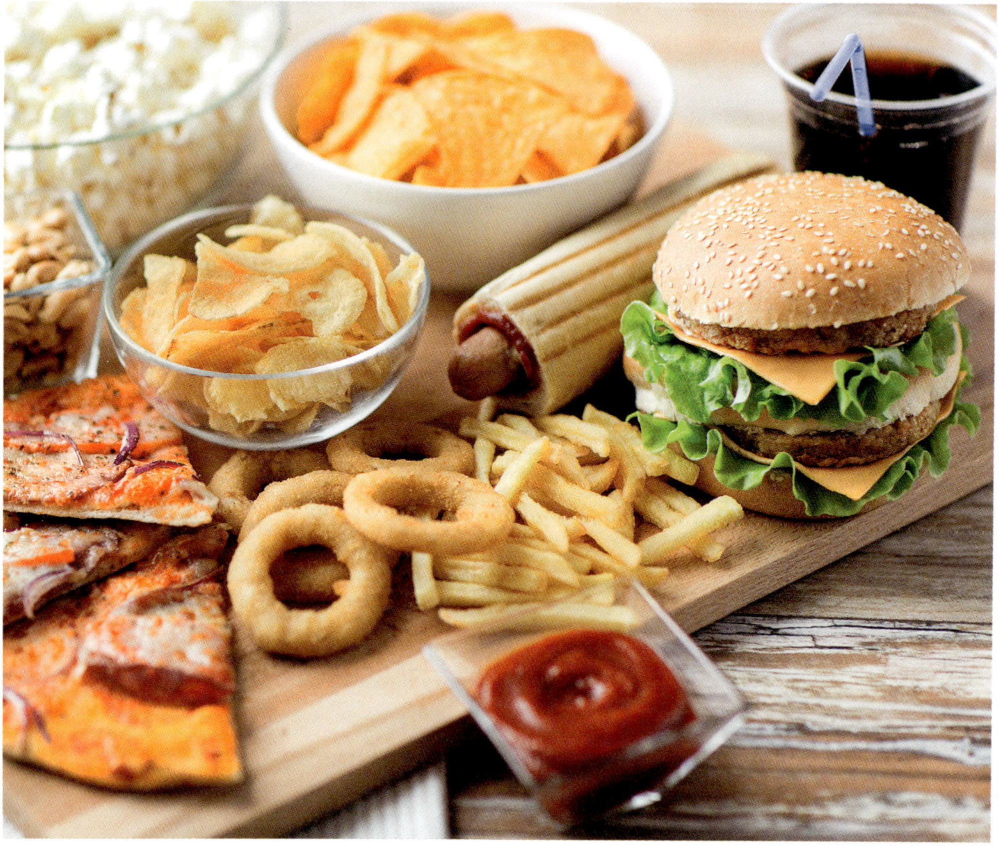

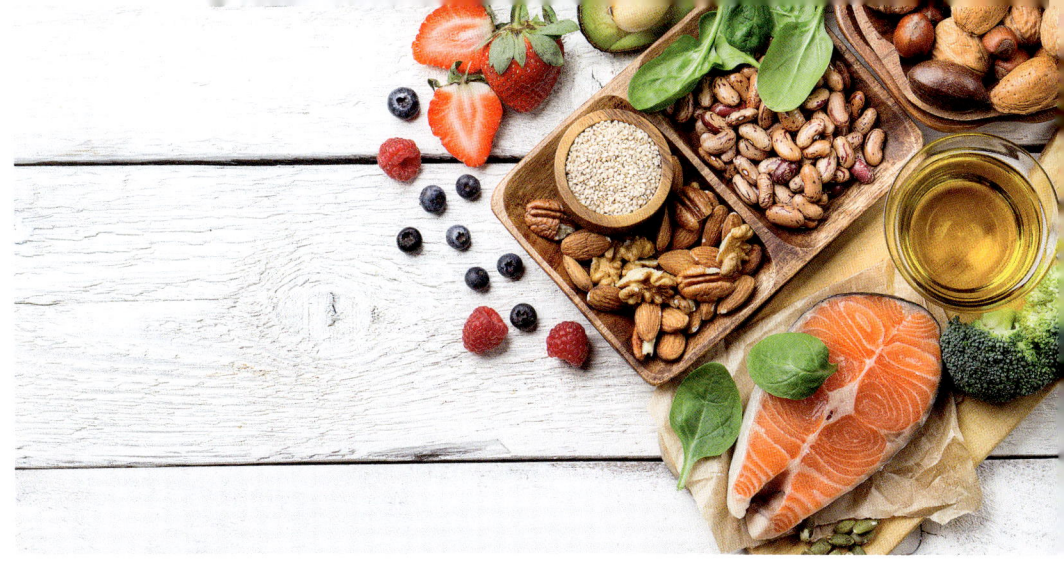

LEBENSMITTEL, DIE SICH EHER POSITIV AUSWIRKEN

Obst und Gemüse: Die enthaltenen Vitamine und Mineralstoffe versorgen unseren Körper optimal und stärken das Immunsystem.

Gesunde Fette: Diese stecken in Oliven-, Kürbiskern- und anderen pflanzlichen Ölen. Sie sind reich an ungesättigten Fettsäuren, die wir für eine ausgewogene Ernährung unbedingt benötigen. Ungesättigte Fettsäuren finden sich übrigens auch in Nüssen und Avocados. Vermeide dagegen verarbeitete Fette, wie sie in Chips oder Gebäck vorkommen.

Vollkornprodukte: Brot, Nudeln und Reis aus Vollkorn sättigen länger als Produkte aus Weißmehl. Außerdem enthalten sie mehr Nährstoffe und wertvolle Ballaststoffe für ein gesundes Herz-Kreislauf-System und sind so der optimale Energielieferant, wenn man sportlich aktiv ist.

Viel Wasser: Trinke viel und vor allem dann, wenn du Sport machst. Ansonsten kann der Flüssigkeitshaushalt deines Körpers durcheinanderkommen.

Milchprodukte: Milchprodukte sind wertvolle Proteinlieferanten. Außerdem enthalten sie Vitamin B2 und Kalzium.

Fleisch: Man könnte Fleisch auch auf der negativen Seite verbuchen, das habe ich aber ganz bewusst nicht gemacht. Auch wenn man vielleicht nicht jeden Tag Fleisch zu sich nehmen sollte, so ist es dennoch ein wertvoller Eiweißlieferant und durchaus ein gesundes Lebensmittel. Ich rate allerdings von verarbeiteten Wurstwaren ab, da diese oft viel Fett und Salze enthalten.

Fisch: Er ist reich an Omega-3-Fettsäuren und Jod und liefert für eine ausgeglichene Ernährung wertvolles Eiweiß.

Bewegung und Sport zum Wohlfühlen

Wenn ich mich bewege, dann fühle ich mich gesund. Diese Erkenntnis habe ich in der Zeit nach meinem Ausstieg aus dem Spitzensport gemacht, als es darum ging, einen ganz neuen Umgang mit Sport zu erlernen. Auf einmal machte ich Sport nur für mich und meinen Körper, das war eine ganz neue Erfahrung. Natürlich bin ich immer noch mit Leidenschaft bei der Sache und messe mich auch hin und wieder mit meinen Mitmenschen, das macht ja auch Spaß. Aber man muss keinen Leistungssport betreiben, um körperlich fit und gesund zu bleiben.

Stattdessen sollte der Wohlfühleffekt die treibende Kraft hinter der sportlichen Betätigung sein und nicht der Leistungsgedanke. Wenn der Sport, während man ihn macht, Freude bringt und wenn man sich insgesamt besser fühlt, dann ist das ideal. Dabei hilft uns unsere Intuition beim Austesten. Was liegt mir, welche Bewegungen fühlen sich gut an, und wie weit kann ich gehen?

Apropos Intuition – erinnerst du dich an deine Kindheit und wie du dich damals ganz intuitiv bewegt hast, und das quasi rund um die Uhr? Zumindest ich war früher gefühlt immer draußen unterwegs, um mit anderen Kindern auf Bäume und über Felsen zu klet-

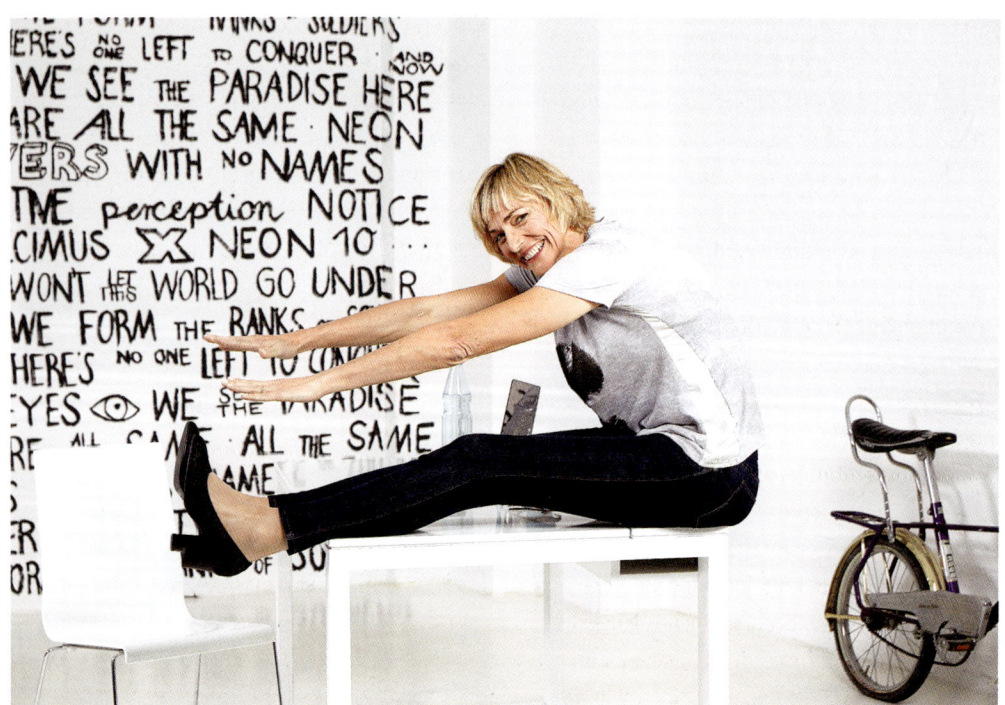

BÜROMENSCH? BLEIBE auch am Arbeitsplatz in Bewegung.

tern, Hänge hinunterzurutschen und ständig herumzutollen. Wir sollten dieses spielerische Erkunden der Welt wieder für uns entdecken und uns unsere kindliche Neugier bewahren. So nehmen wir einerseits die Welt um uns herum bewusster wahr, und zum anderen bleiben wir immer in Bewegung. Und das ganz ohne Fitnessstudio und Agenda. Probiere es doch auch einmal aus, und mache einen Spaziergang durch den Wald, bei dem du zum Beispiel den Weg verlässt, um dich durchs Unterholz zu schlagen, oder du kletterst mal wieder auf einen Baum. Wie auch immer du die Bewegung in deinen Alltag integrierst, behalte immer den Spaß daran im Auge!

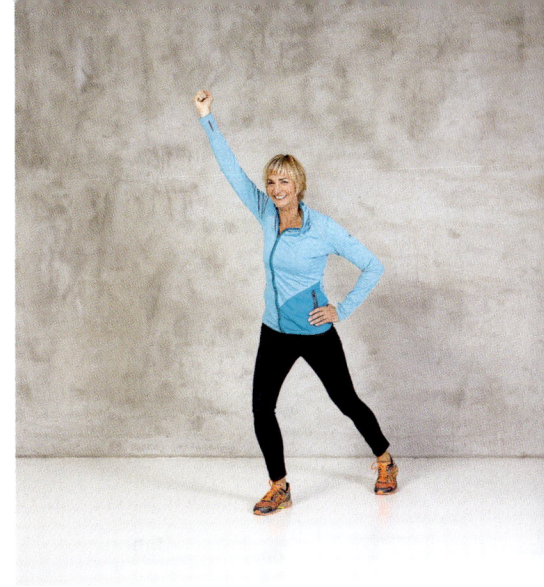

MIT EIN wenig Sport hältst du deinen Körper langfristig gesund.

Es ist nie zu spät!

Das Schöne an Bewegung ist, dass man relativ schnell einen positiven Effekt in Bezug auf die eigene Fitness und Gesundheit bemerkt. Selbst wenn du lange gar keinen Sport getrieben hast, wirst du schon nach den ersten paar Tagen mit mehr Bewegung merken, dass es bergauf geht sowohl mit deiner Kondition als auch mit deiner Kraft und Beweglichkeit. Es wird dir zum Beispiel plötzlich leichter fallen, Treppen zu steigen, und dein Körper kommt generell wieder besser mit allen Arten von Bewegung klar. Bücken ist dann gar kein Problem mehr!

Neben diesen offensichtlichen Veränderungen regulieren sich auch viele Dinge im Verborgenen unseres Körpers. Unsere Muskeln wachsen, Kreislauf und Stoffwechsel werden angeregt, und das Immunsystem sowie die Knochen werden gestärkt, um nur ein paar Aspekte zu nennen. Das alles hat zur Folge,

dass wir nicht mehr so anfällig für Erkrankungen aller Art sind und dem natürlichen Alterungsprozess entgegenwirken. Und das alles passiert vollkommen unabhängig davon, wie fit oder alt wir sind. Es ist also nie zu spät – fange am besten gleich mit deinem ganz persönlichen Bewegungspensum an, und staune darüber, was dein Körper alles schaffen kann.

GUT ZU WISSEN

Die WHO empfiehlt 150 Min. moderates bzw. 75 Min. intensives Training pro Woche – das sind ca. 20 bzw. 10 Min. am Tag. Diese kurzen Einheiten sind gut machbar, vor allem wenn du Aktivitäten mit einrechnest, die du sowieso machen würdest, also zum Beispiel mit dem Rad zur Arbeit fahren.

BEWEGUNG FÜR ZWISCHENDURCH

Dein oberstes Ziel sollte sein, immer in Bewegung zu bleiben. Das kann beim Sport sein, aber auch Bewegungseinheiten zwischendurch sind wichtig – stehe zum Beispiel im Büro öfter auf, und strecke dich.

Neben den Übungen, die ich dir im zweiten Teil dieses Buchs vorstelle, gibt es auch viele Sportarten und Bewegungsmöglichkeiten, die du entweder ganz spontan durchführen oder die du recht einfach in deinen Alltag integrieren kannst. Es geht eigentlich auch gar nicht darum, was du genau machst, das ist letztendlich ganz individuell von deinen Vorlieben und Gewohnheiten abhängig. Bist du etwa gern an der frischen Luft und bewegst dich da automatisch oder musst du dir einen Fitnessplan aufstellen, um es auch wirklich durchzuziehen? Das kann je nachdem, wie dein Tagesablauf aussieht, zwischen Werktagen und Wochenenden variieren. Die Hauptsache ist, du bewegst dich regelmäßig und mit einem gewissen Maß an Abwechslung.

Die Mischung macht's

Ich lege ganz bewusst großen Wert auf Abwechslung, denn wenn du immer dieselben starren Bewegungsabläufe durchführst, die etwa bei einer bestimmten Sportart auftreten, dann belastest du deinen Körper nur einseitig. Andere Körperregionen werden nicht bewegt, dafür werden unter Umständen bestimmte Bereiche und Gelenke abgenutzt. Variiere also unbedingt zwischen verschiedenen Bewegungsarten, auch wenn dir ein Sport oder eine Übung besonders viel Spaß bringt!

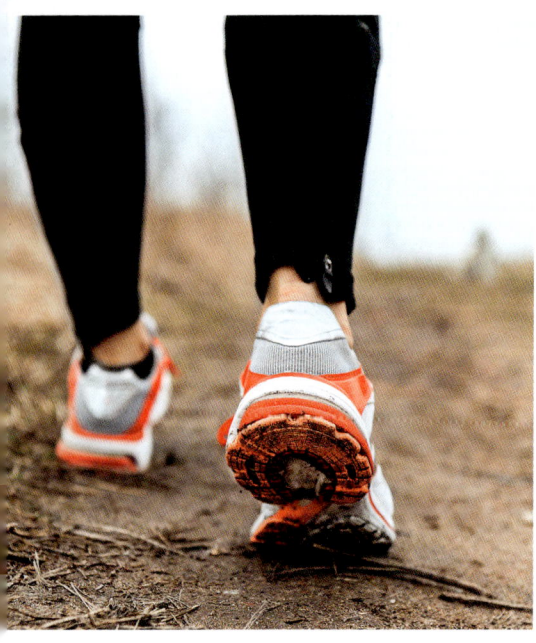

AUCH EINE kleine Runde durch den Park ist schon viel wert.

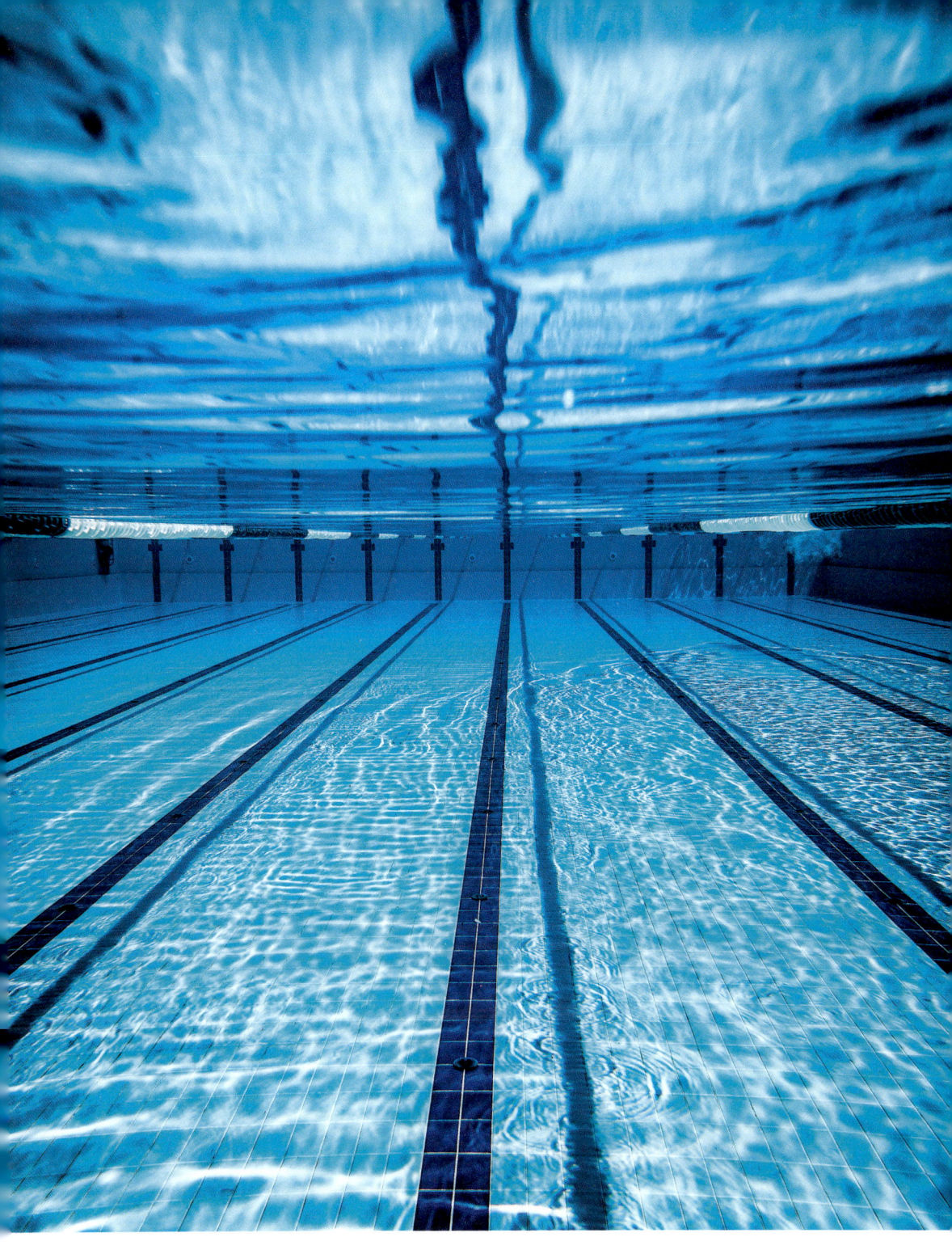

GEH DOCH mal wieder zum Schwimmen.

Sport- und Bewegungsarten im Alltag

Eine der simpelsten Bewegungsmöglichkeiten ist das *Gehen*. Schließlich ist unser Körper perfekt auf den aufrechten Gang ausgelegt, und oft müssen wir eh irgendwie von A nach B kommen. Überlege vor jeder Strecke, die du hinter dich bringen musst, einmal gut, ob du diese nicht auch zu Fuß erledigen könntest. Das hält dich fit, und du kommst an die frische Luft. Oder du machst ausge-dehnte Spaziergänge durch den Wald oder Park. Erkunde die Nachbarschaft, folge immer neuen Pfaden, und baue nach Möglichkeit auch Steigungen ein. Diese Abwechslung und Eindrücke bieten außerdem eine wunderbare Art, um Abstand vom Alltag zu gewinnen und einmal wieder richtig durchzuatmen. Egal, ob du den Weg zur Arbeit gehst oder um einen See spazierst – achte auf eine aufrechte Haltung, den Kopf nach oben und die Schultern nach unten hinten. Probiere einmal, mit den Armen zu schlenkern oder im Gang leicht zu

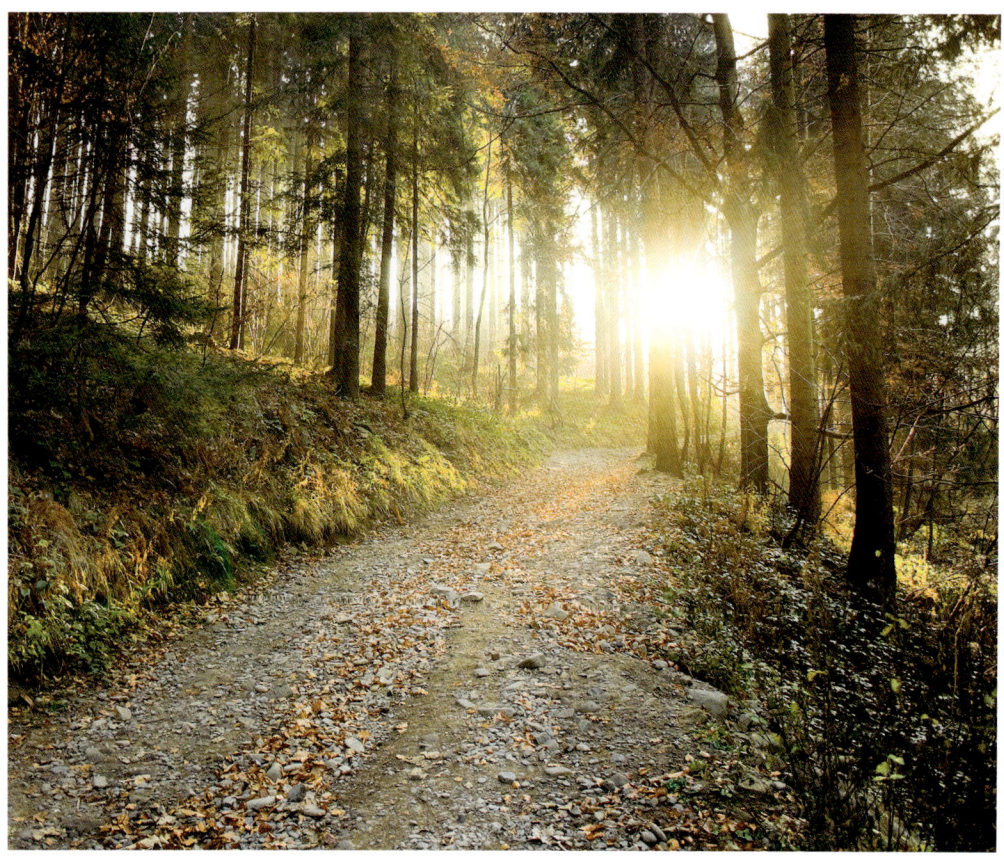

DIE NATUR bietet eine wunderbare Kulisse für deine Bewegungseinheiten.

federn. Nimm bewusst wahr, wie deine Füße den Boden berühren, und verändere ab und zu Schrittgröße und Geschwindigkeit. So bekommst du mit der Zeit auf spielerische Weise einen neuen Zugang zu deinem Körper und seinen Bewegungen.

Varianten vom Gehen sind *Jogging*, *Walking* und *Wandern*. Vielleicht liegt dir das eine oder das andere mehr, probiere es einfach aus. Beim Jogging und Walking wird mehr die Kondition trainiert, während beim Wandern noch das Muskeltraining hinzukommt. Für was du dich auch entscheidest: Achte darauf, dass du dich am Anfang nicht übernimmst. Richte dich nie nach den anderen, sondern finde für dich eine angenehme Geschwindigkeit, die du dann mit der Zeit langsam steigern kannst. Es muss sich für dich immer gut anfühlen und darf niemals wehtun.

Beim *Fahrradfahren* kommt noch der Geschwindigkeitsaspekt hinzu. Ist es nicht herrlich, wenn der Wind durch die Haare streift, während die Welt an einem vorbeizischt? Das Fahrrad bietet eine wunderbare Möglichkeit, um den Weg in die Arbeit hinter sich zu bringen. So tust du automatisch tagtäglich etwas für deine Gesundheit und kommst abends weniger gestresst zu Hause an, als wenn du dich mit dem Auto durch den Feierabendverkehr quälst.

Wenn du ein Hallenbad oder einen Badesee in der Nähe hast, dann kann ich dir nur wärmstens ans Herz legen, dort ab und zu eine Runde zu schwimmen. Das *Schwimmen* schont unsere Gelenke und hilft wunderbar, vom Alltag abzuschalten. Ob Brust oder Kraul

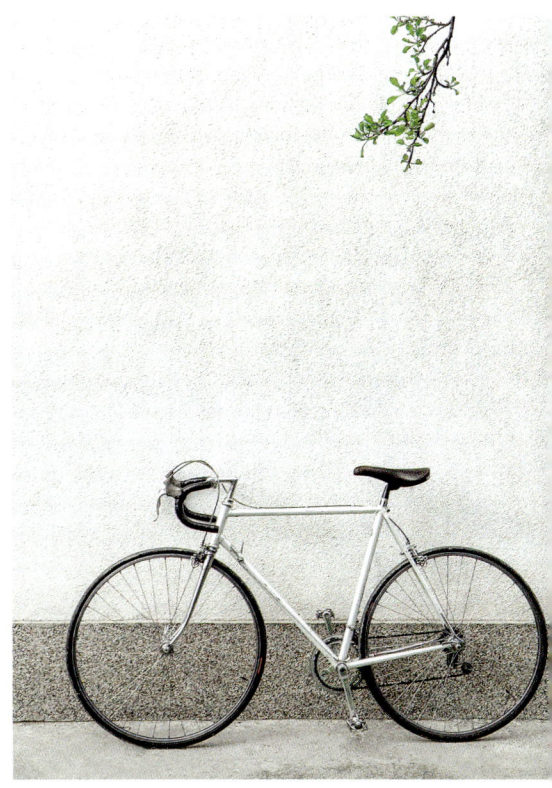

LASS DAS Auto stehen, und schwing dich aufs Rad!

ist egal – im Idealfall wechselst du zwischen beidem, um in den Bewegungsabläufen zu variieren.

Neben diesen Alltagssportarten gibt es selbstverständlich noch zahlreiche andere Sportarten, die sehr viel Spaß machen. Ob das nun Boldern, Schlittschuhlaufen, Yoga oder Zumba ist – die Angebotslisten in Fitnessstudios und Sportvereinen sind riesig. Du musst nur für dich herausfinden, was dir am meisten liegt. Bleibe neugierig und natürlich in Bewegung!

MOTIVATION

Ohne sie geht gar nichts. Ich helfe dir, deinen größten Schweinehund zu überwinden und jeden Tag mit Elan bei der Sache zu sein. Du musst nur ein paar kleine Tricks anwenden.

Auch ich kenne das Gefühl, wenn man sich zu gar nichts aufraffen kann. Dann sind schnell alle guten Vorsätze vergessen, und die Couch ruft einen leise (oder auch lauter) zu sich. Die gute Nachricht ist, wenn du einmal einen Weg gefunden hast, dich zu motivieren, dann fällt dir das tägliche Bewegungsprogramm viel leichter. Du musst also

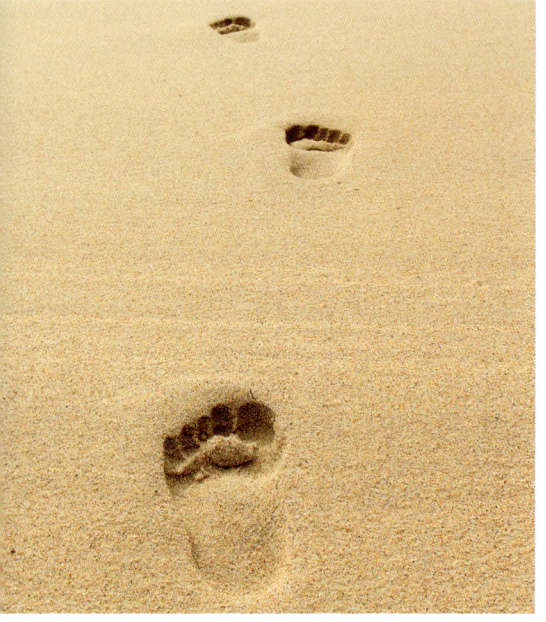

für dich herausfinden, was dich persönlich anspornt. Ist es der Spaß an einer bestimmten Bewegung oder das gute Gefühl, wenn du merkst, wie sich Verspannungen und Stress lösen? Es kann auch, wenn du richtig sportlich an die Sache heran gehst, der Gedanke an die purzelnden Pfunde oder an den netten Trainer im Fitnessstudio sein. Oder es ist eine Mischung aus allem. Gehe einfach mal in dich, und überlege für dich persönlich, was dich von der Couch runterholen könnte.

Der berühmte erste Schritt

Wenn du Bewegung erfolgreich in deinen Tagesablauf integrieren möchtest, ist es besonders wichtig, wie du das Ganze von Beginn an angehst. Viele tendieren dazu, am ersten Tag voll durchzustarten, an den Tagen zwei und drei aber schon nur noch sporadisch bei der Sache zu sein und an Tag vier etwas Wichtigeres zu tun zu haben. Das frustriert und schafft sicher keine Erfolgserlebnisse. Stattdessen gilt es, von Anfang an nicht zu übertreiben und die Sache mit Verstand anzugehen, um der Bewegung einen festen Raum in deinem Alltag zu geben. Mache dir vielleicht sogar einen Plan, anhand dessen du dein Bewegungspensum auf den Tag verteilst.

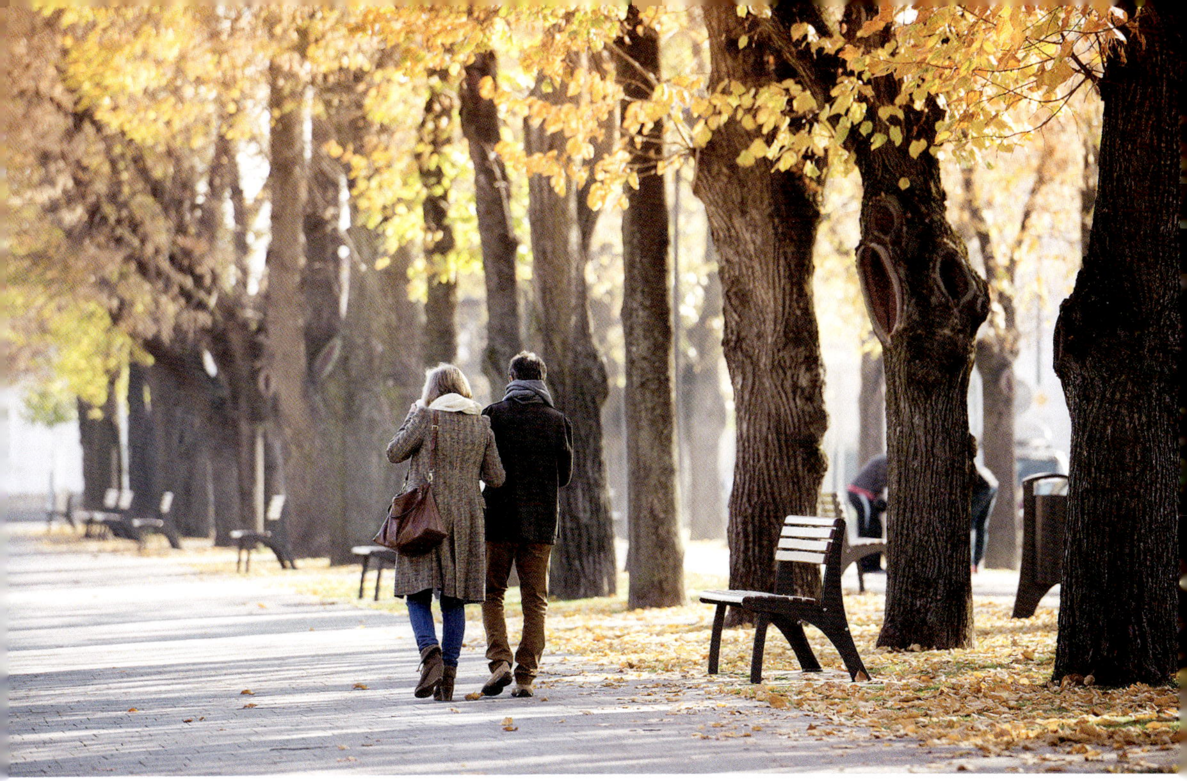

NUTZE JEDE Gelegenheit, aber setze dich dabei nicht zu sehr unter Druck.

Eingewöhnungsphase

Übe am besten von Beginn an jeden Tag, wenn auch nur ein bisschen. Diese Regelmäßigkeit hilft nicht nur deinem Körper, sich an die Bewegung zu gewöhnen, sie erleichtert es dir auch, die kleinen Einheiten automatisch in deinen Tag zu integrieren. Du solltest zwischen 10 und 20 Minuten täglich trainieren oder dich anderweitig bewegen – letztendlich ist die Dauer aber abhängig von der Intensität der Aktivität und deiner persönlichen Fitness. Vielleicht hilft es dir auch, wenn du dir jeden Tag kleine Ziele setzt, die es dann zu erreichen gilt – das kann eine bestimmte Zahl an Wiederholungen einer Übung sein oder eine feste Zeit, in der du zum Beispiel spazieren gehst. Schon nach ein paar Tagen werden sich Körper und Verstand auf die regelmäßige Bewegung eingestellt haben. Damit ist die erste große Hürde geschafft und der Weg frei für ein Leben in Bewegung.

 TIPP

Verteile Bewegungseinheiten auf den ganzen Tag. Starte mit ein paar leichten Übungen am Morgen, um deinen Kreislauf anzuregen. Stehe im Büro regelmäßig auf, oder integriere kleine Übungen in deine Hausarbeit. Mache abends Atemübungen, um den Kopf frei zu bekommen und Stress abzubauen.

Mit Spaß bei der Sache

Wiederholung, Regelmäßigkeit, Routine ... Das hilft zu Beginn zwar sehr, doch auf Dauer brauchen wir Abwechslung und Neues, um am Ball zu bleiben. Probiere dich daher unbedingt aus. Versuche es immer mal wieder mit neuen Übungen im Alltag, und wechsle auch in deinen Freizeitaktivitäten ab. Fahre zum Beispiel mal in die Berge zum Wandern, oder probiere einen neuen hippen Sport aus. Ich kann dir auch nur empfehlen, dich mit anderen Menschen dazu zu verabreden – nichts motiviert so sehr, wie der Austausch mit anderen. Im Team sind wir kreativer und inspirieren uns gegenseitig. Wir können uns über Erfahrungen austauschen oder einfach ein bisschen plauschen. Wenn man sich im Freien bewegt, macht es außerdem großen Spaß, die maleri-

sche Landschaft oder das tolle Bergpanorama mit jemandem gemeinsam zu genießen.

Um dauerhaft motiviert zu bleiben, solltest du also nie den Spaßfaktor aus den Augen verlieren. Suche dir (Leidens-)Genossen, und wechsle die Übungen, wenn sie dir zu eintönig werden oder wenn sie aus anderen Gründen nicht mehr zu dir passen. Werde kreativ, und entwickle vielleicht sogar selbst kleine Übungen, die du im Alltag ausüben kannst. Vielleicht bist du jetzt so motiviert, dass du dich im nächsten Fitnessstudio anmeldest? Was du auch tust – Hauptsache es macht Spaß. Denn Bewegung sollte im Idealfall nicht nur Mittel zum Zweck sein, sondern aus Spaß an der Sache ausgeübt werden. Dann brauchst du dich nicht mehr von außen motivieren zu lassen.

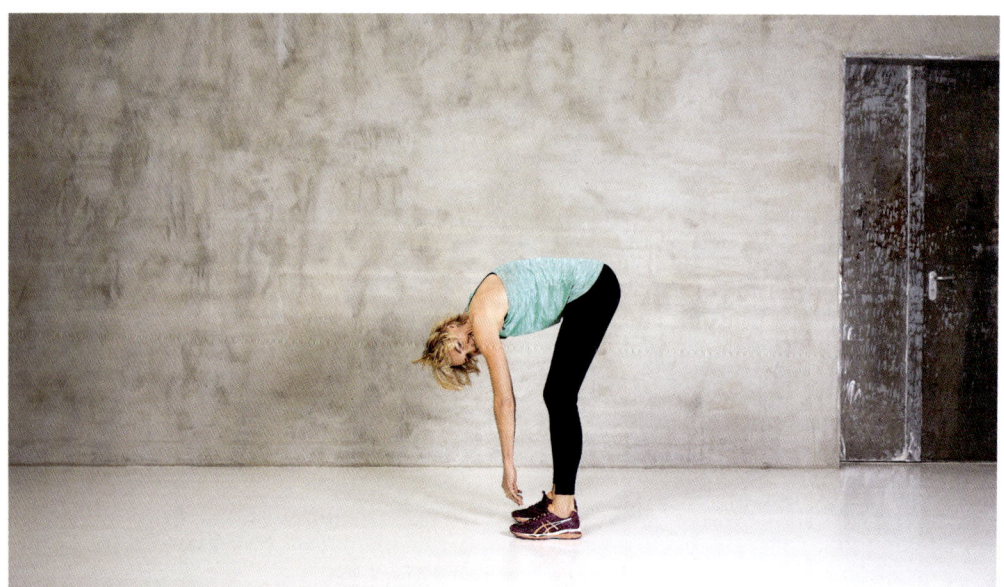

LACHEN IST auch eine Form des Trainings.

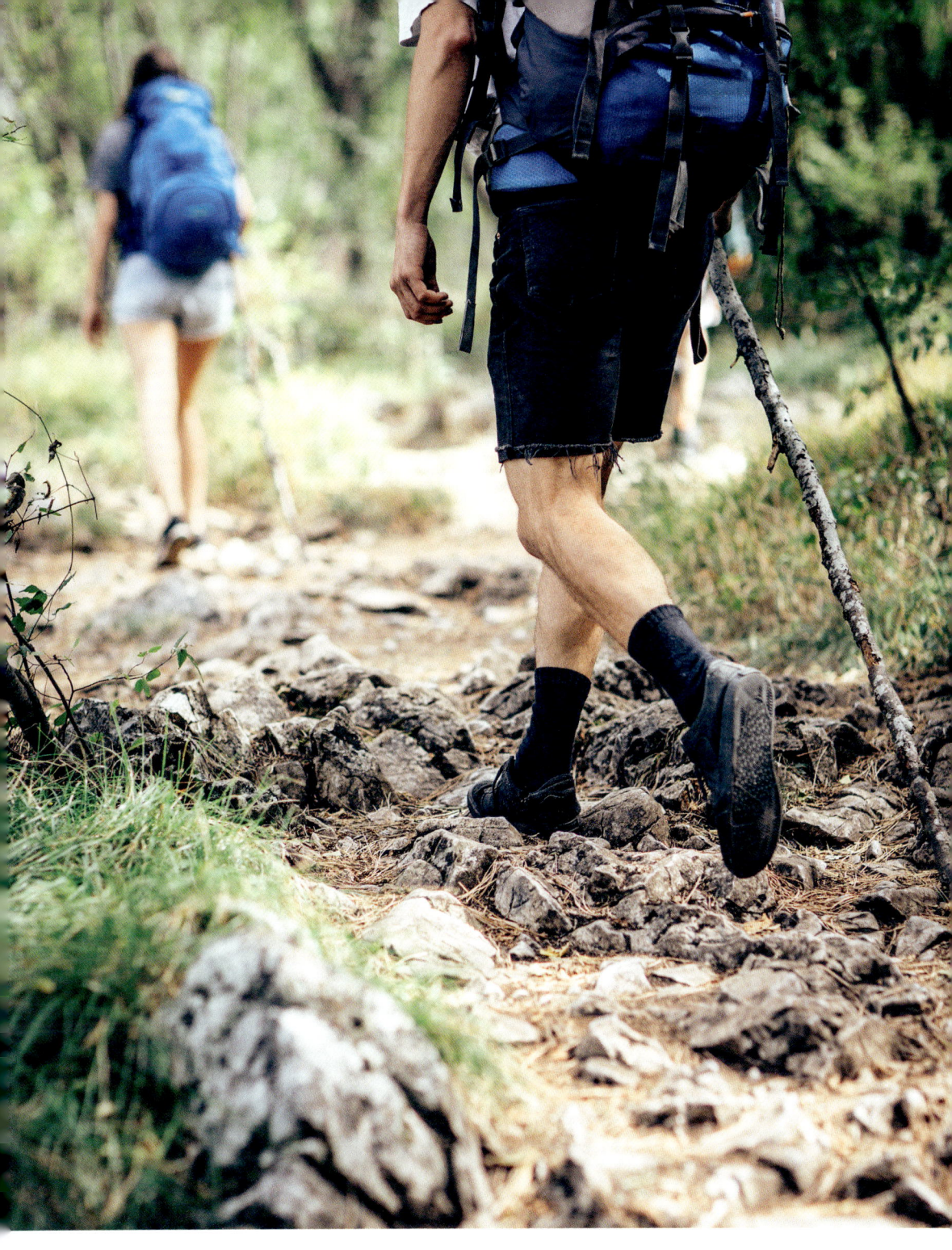

PROBIERE IMMER Neues. Mit Freunden macht es dann noch mehr Spaß.

WIE FIT BIST DU WIRKLICH?

Mache den Fitness-Check, und finde anhand von kleinen Übungen heraus, woran du arbeiten solltest. Ist es Kondition, Beweglichkeit, Koordination oder Kraft? Bist du eher schlapp oder schon top in Form?

Im Großen und Ganzen hast du sicher schon eine Vorstellung davon, ob du eingerostet oder sehr fit bist. Du weißt schließlich genau, wie viel du dich bewegst, und merkst auch im Alltag, wie leistungsfähig du bist. Dennoch habe ich dir einen kleinen Test zusammengestellt, anhand dessen du mögliche Defizite aufdecken kannst. Zwar ist dein Fitnesszustand auch abhängig von Alter, Geschlecht und Gewicht, die hier nicht berücksichtigt werden – dennoch zeigt dir dein Ergebnis, wo du dich ungefähr befindest. Nimm dir die Zeit, und mache die Übungen gewissenhaft, um realistische Ergebnisse zu erzielen.

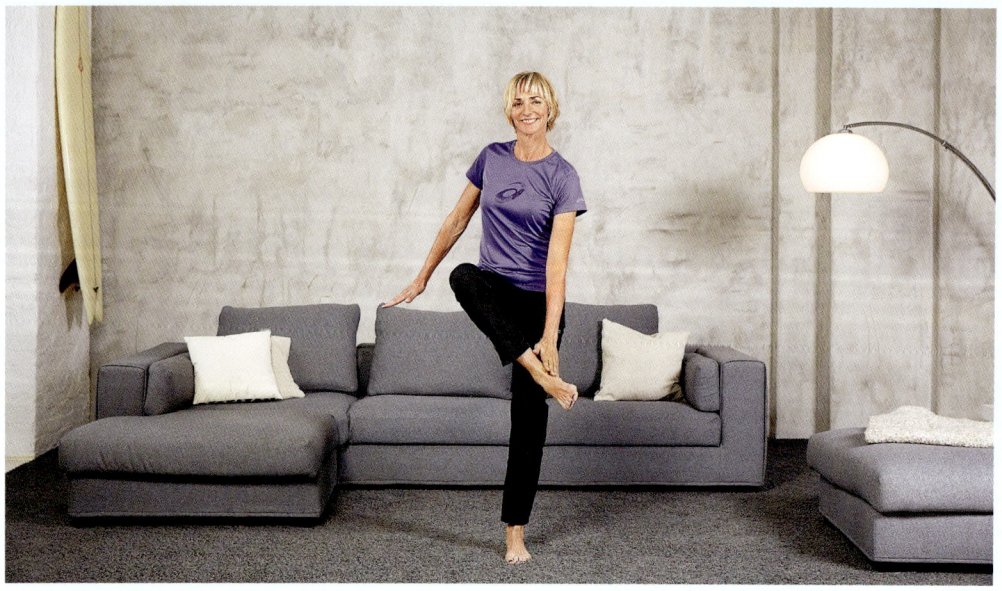

KOORDINATION IST vielleicht nicht so deine Stärke? Probiere es aus, und werde besser.

Kondition

1 | Steige im Treppenhaus oder in einem öffentlichen Gebäude vier Stockwerke nach oben.

☐ A | Du musst eine kleine Pause einlegen, um es zu schaffen.

☐ B | Du schaffst es ohne Pause, bist aber ganz schön außer Puste, wenn du oben ankommst.

☐ C | Du schaffst es ohne Probleme.

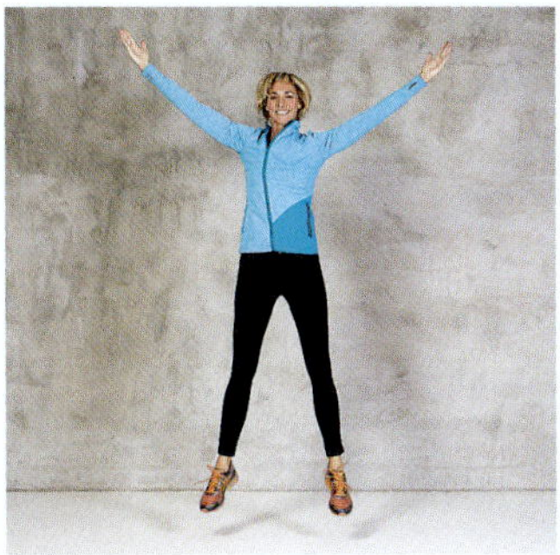

2 | Mache Hampelmänner. Wie viele schaffst du?

☐ A | Höchstens 20

☐ B | 20–50

☐ C | Über 50

3 | Laufe auf der Stelle, und bringe dabei die Fersen möglichst an den Po. Wie lange hältst du das durch?

☐ A | Höchstens 30 Sekunden

☐ B | Mindestens 1 Minute

☐ C | 2 Minuten und länger

Beweglichkeit

1 | Beuge dich im Stand mit gestreckten Knien vornüber, und versuche, mit den Händen den Boden zu erreichen.

☐ **A** | Du kommst nur bis zu den Knöcheln.

☐ **B** | Du berührst mit den Fingerspitzen den Boden.

☐ **C** | Beide Handflächen liegen auf dem Boden auf.

2 | Bringe deine Hände auf den Rücken, die eine von unten, die andere von oben, und versuche beide möglichst zusammenzuführen.

☐ **A** | Das funktioniert nicht.

☐ **B** | Die Fingerspitzen berühren sich ganz leicht.

☐ **C** | Die Finger können ineinandergreifen.

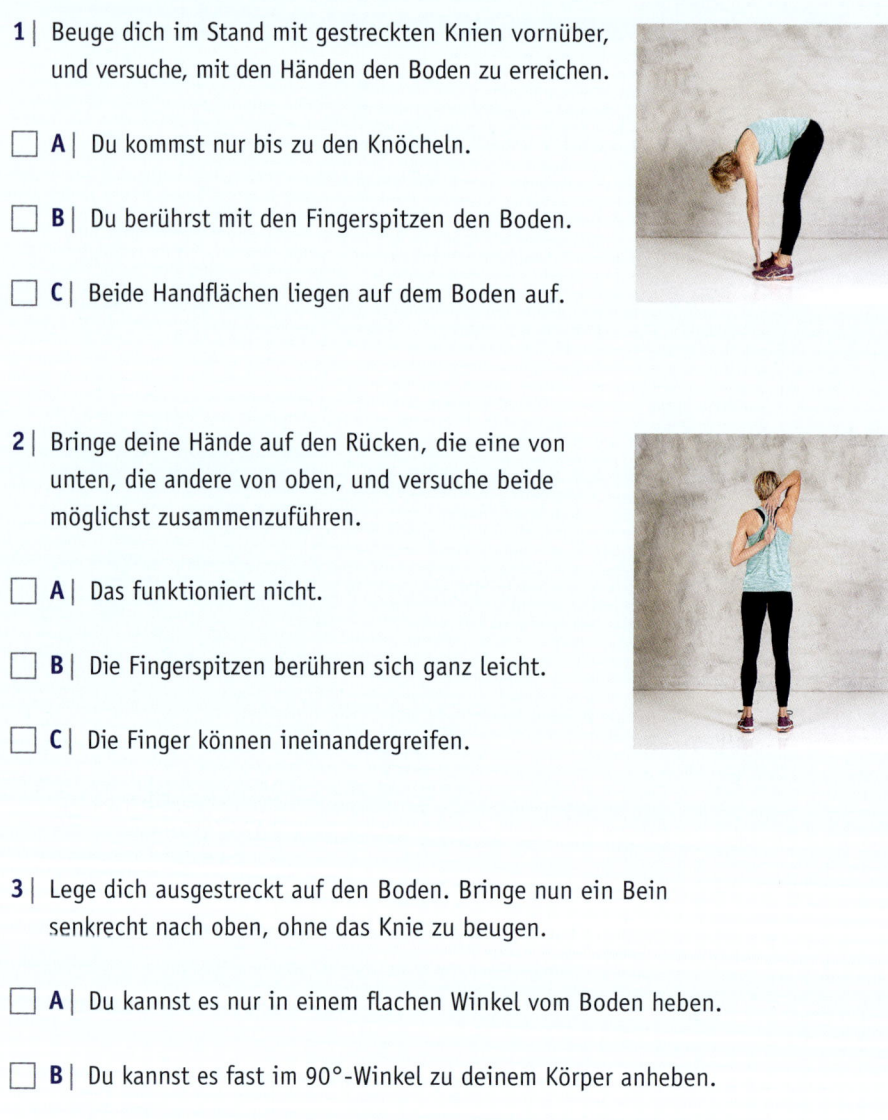

3 | Lege dich ausgestreckt auf den Boden. Bringe nun ein Bein senkrecht nach oben, ohne das Knie zu beugen.

☐ **A** | Du kannst es nur in einem flachen Winkel vom Boden heben.

☐ **B** | Du kannst es fast im 90°-Winkel zu deinem Körper anheben.

☐ **C** | Du schaffst es, das Bein in einen 90°-Winkel zum Körper zu bringen.

Koordination

1 | Stelle dich aufrecht hin, hebe einen Fuß zum Po, und greife ihn mit beiden Händen. Nun schließe die Augen, und warte, was passiert.

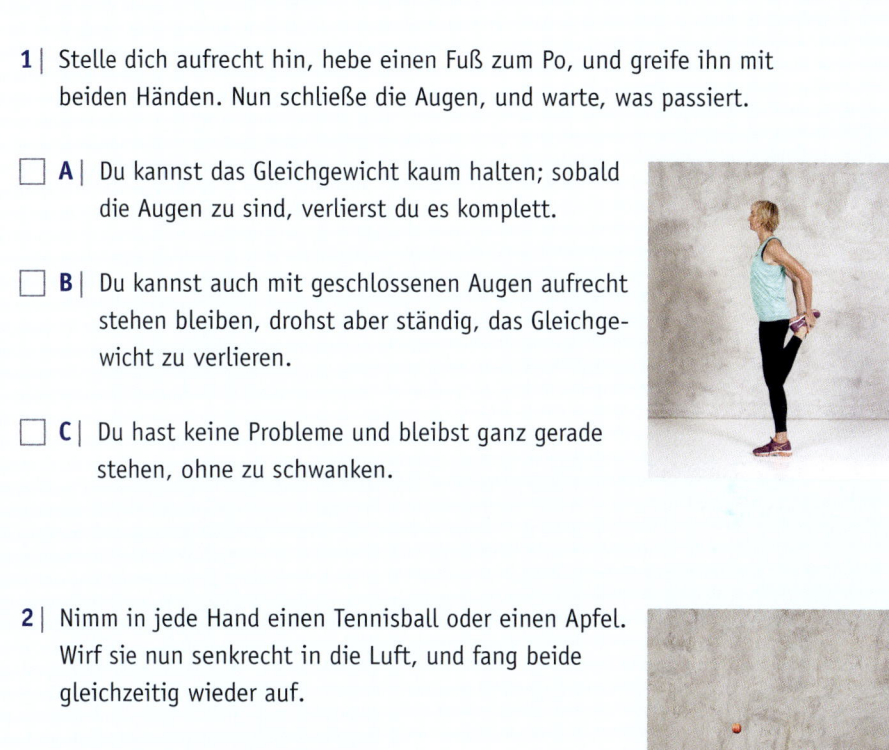

☐ **A |** Du kannst das Gleichgewicht kaum halten; sobald die Augen zu sind, verlierst du es komplett.

☐ **B |** Du kannst auch mit geschlossenen Augen aufrecht stehen bleiben, drohst aber ständig, das Gleichgewicht zu verlieren.

☐ **C |** Du hast keine Probleme und bleibst ganz gerade stehen, ohne zu schwanken.

2 | Nimm in jede Hand einen Tennisball oder einen Apfel. Wirf sie nun senkrecht in die Luft, und fang beide gleichzeitig wieder auf.

☐ **A |** Du kannst sie nicht auffangen.

☐ **B |** Du schaffst es, zumindest einen Ball oder einen Apfel aufzufangen.

☐ **C |** Du kannst ohne Probleme beide auffangen.

3 | Bewege dein linkes Bein nach außen, berühre kurz den Boden, und bringe es wieder zur Mitte. Bewege zeitgleich den linken Arm vor dir nach oben und unten. Wiederhole die Übung nach einer kurzen Pause rechts. Nun wechsle wieder nach links, aber bewege diesmal das Bein nach vorne und den Arm seitwärts nach oben.

☐ **A |** Beim Wechsel von links nach rechts tust du dir bereits schwer.

☐ **B |** Sobald sich die Bewegungsrichtung ändert, kommst du aus dem Konzept.

☐ **C |** Der Wechsel fällt dir leicht.

Kraft

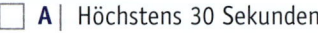

1 | Nimm je ein Gewicht von 1 kg oder je eine Wasserflasche mit 1 l Fassungsvermögen in die Hände. Bringe die Arme seitlich in eine Linie mit deinen Schultern. Wie lange kannst du sie so halten?

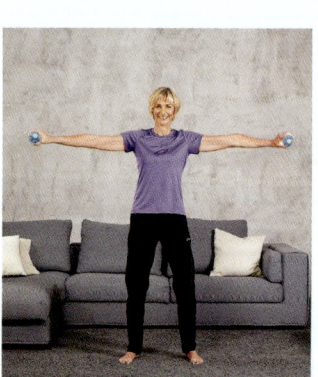

☐ **A |** Höchstens 30 Sekunden

☐ **B |** Mindestens 1 Minute

☐ **C |** 2 Minuten und länger

2 | Stelle dich aufrecht hin, strecke die Arme nach vorne aus, und beuge die Knie zu einem 90°-Winkel (Kniebeuge). Komme wieder hoch, und wiederhole die Übung, so oft du kannst.

☐ **A |** Du schaffst höchstens 30 Wiederholungen.

☐ **B |** Du schaffst bis zu 60 Wiederholungen.

☐ **C |** Du schaffst locker mehr als 60 Wiederholungen.

3 | Lege dich ausgestreckt auf den Bauch. Hebe Arme und Beine leicht vom Boden an, halte die Position kurz, und lass Arme und Beine wieder sinken. Wiederhole die Bewegung, so oft du kannst.

☐ **A |** Du schaffst höchstens 20 Wiederholungen.

☐ **B |** Du schaffst bis zu 50 Wiederholungen.

☐ **C |** Du schaffst locker mehr als 50 Wiederholungen.

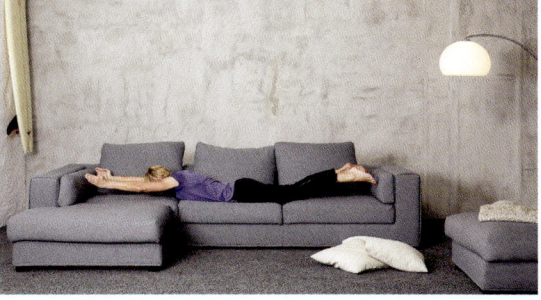

AUSWERTUNG

Um herauszufinden, wie fit du nun wirklich bist, zähle einmal durch, wie oft du A, B oder C angekreuzt hast:

Wenn du überwiegend zur **ANTWORT A** tendierst, dann stehst du noch am Anfang. Vermutlich hast du bisher keinen Sport getrieben, und auch in deinem Alltag kommt der Bewegungsaspekt viel zu kurz. Keine Angst, es ist nie zu spät, damit anzufangen. Schone dich aber zu Beginn noch, und erhöhe dein Bewegungspensum langsam, aber kontinuierlich.

Wenn du am häufigsten **ANTWORT B** gewählt hast, dann bist du zwar nicht komplett unfit, aber da ist noch deutlich Luft nach oben. Versuche, dein Potenzial voll auszuschöpfen, und integriere Bewegung in deinen Tagesablauf. Das sollte dir nicht allzu schwerfallen, und schon bald bist du ganz vorne mit dabei.

Mache den Test nach ein paar Wochen Bewegungstraining noch einmal, und staune über deine Fortschritte!

Wenn für dich vor allem **ANTWORT C** zutraf: Herzlichen Glückwunsch, du bist schon sehr fit! Vermutlich treibst du in deiner Freizeit bereits Sport. Achte aber darauf, dass du in den Bewegungsabläufen variierst und dass du dich auch im Alltag ausreichend bewegst. Und verliere nie das Spielerische und den Spaß an der Bewegung aus den Augen!

Nun weißt du, auf welchem persönlichen Fitness-Level du dich ungefähr bewegst. Du kannst auch einmal bei den einzelnen Kategorien »Kondition«, »Beweglichkeit«, »Koordination« und »Kraft« prüfen, wo dein Schwerpunkt liegt und welcher Bereich noch ausbaufähig wäre. Du kannst dann speziell Übungen machen, die zum Beispiel deine Ausdauer fördern.

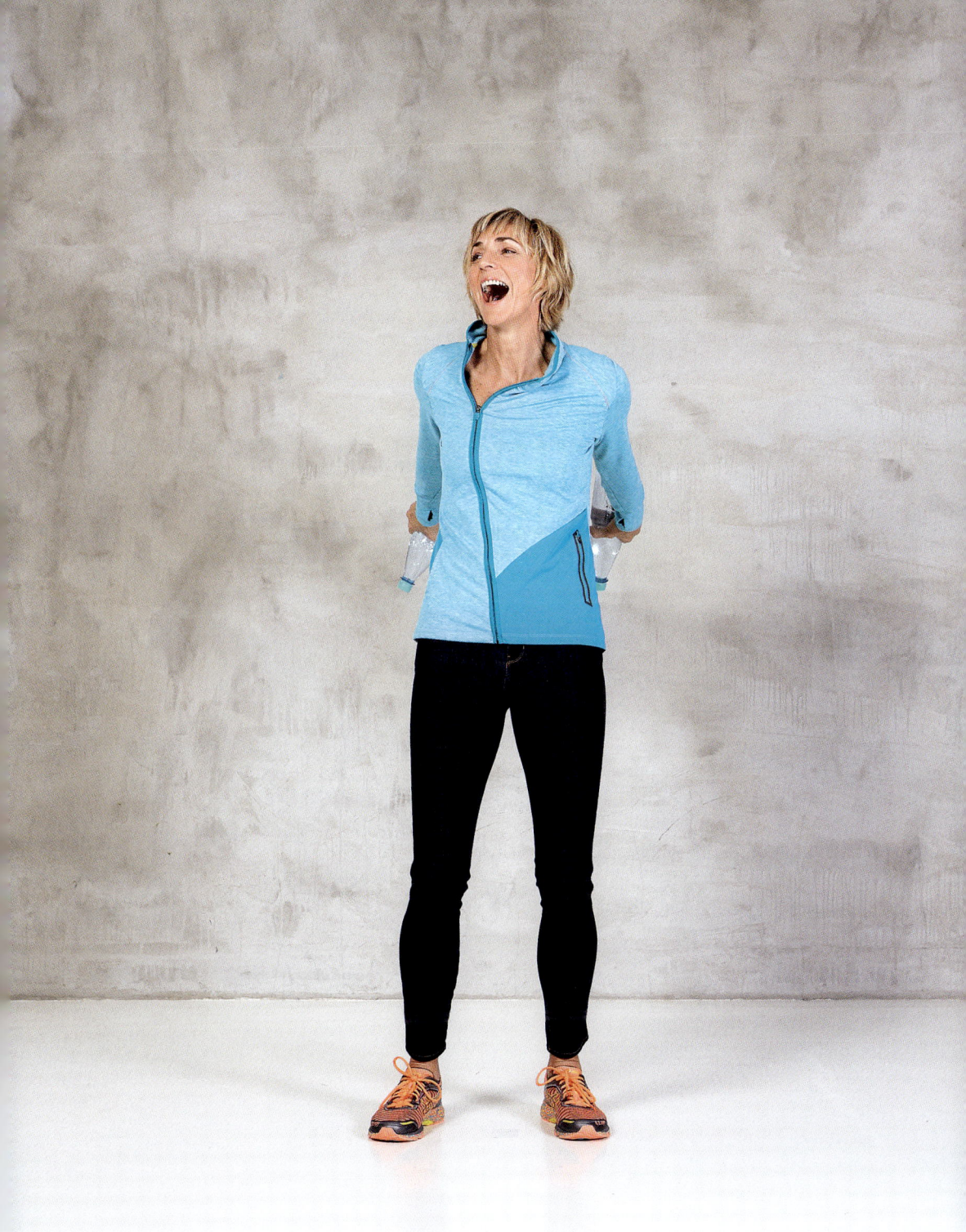

WENN DU in einer Disziplin nicht der King bist, nimm es mit Humor.

PRAXIS

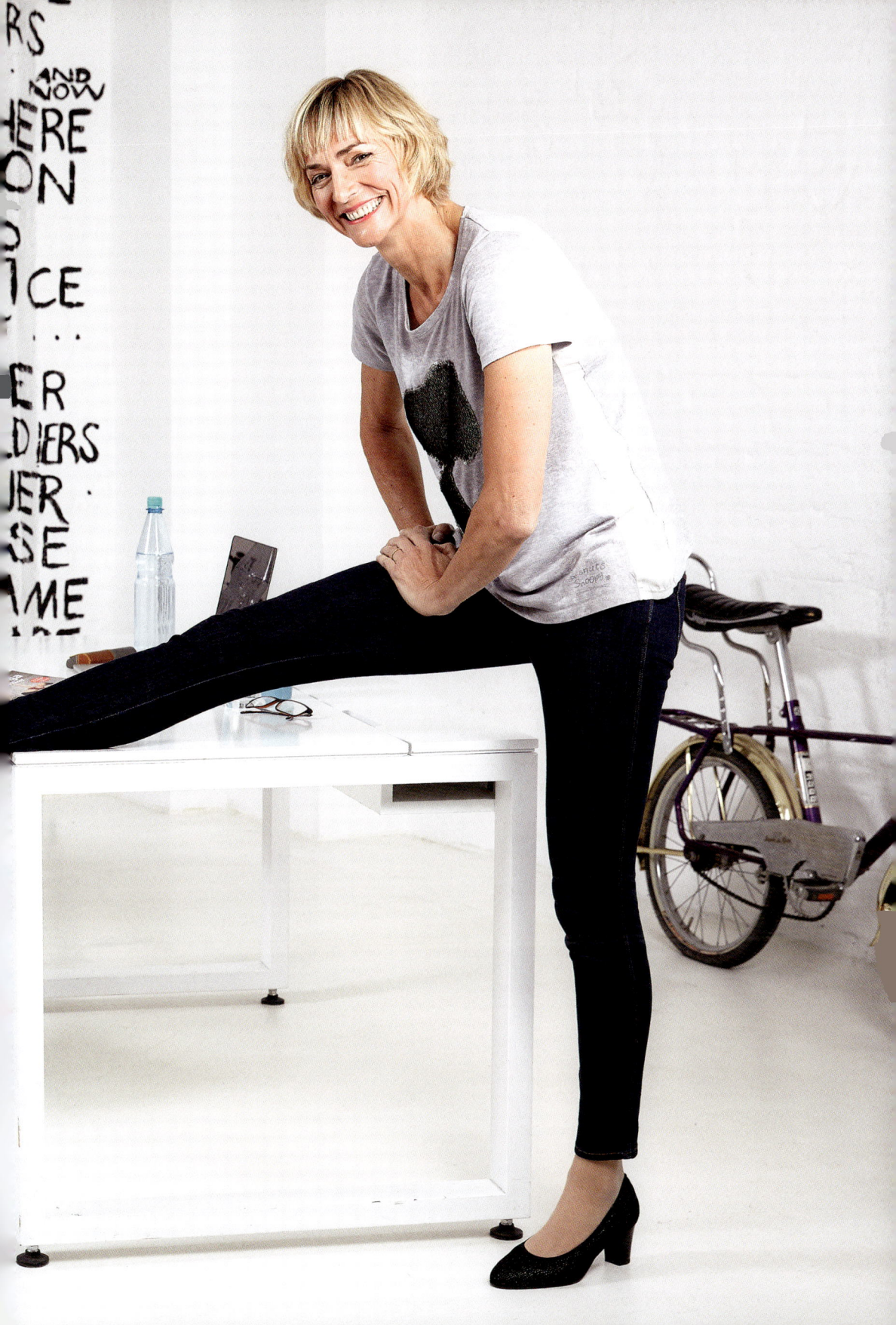

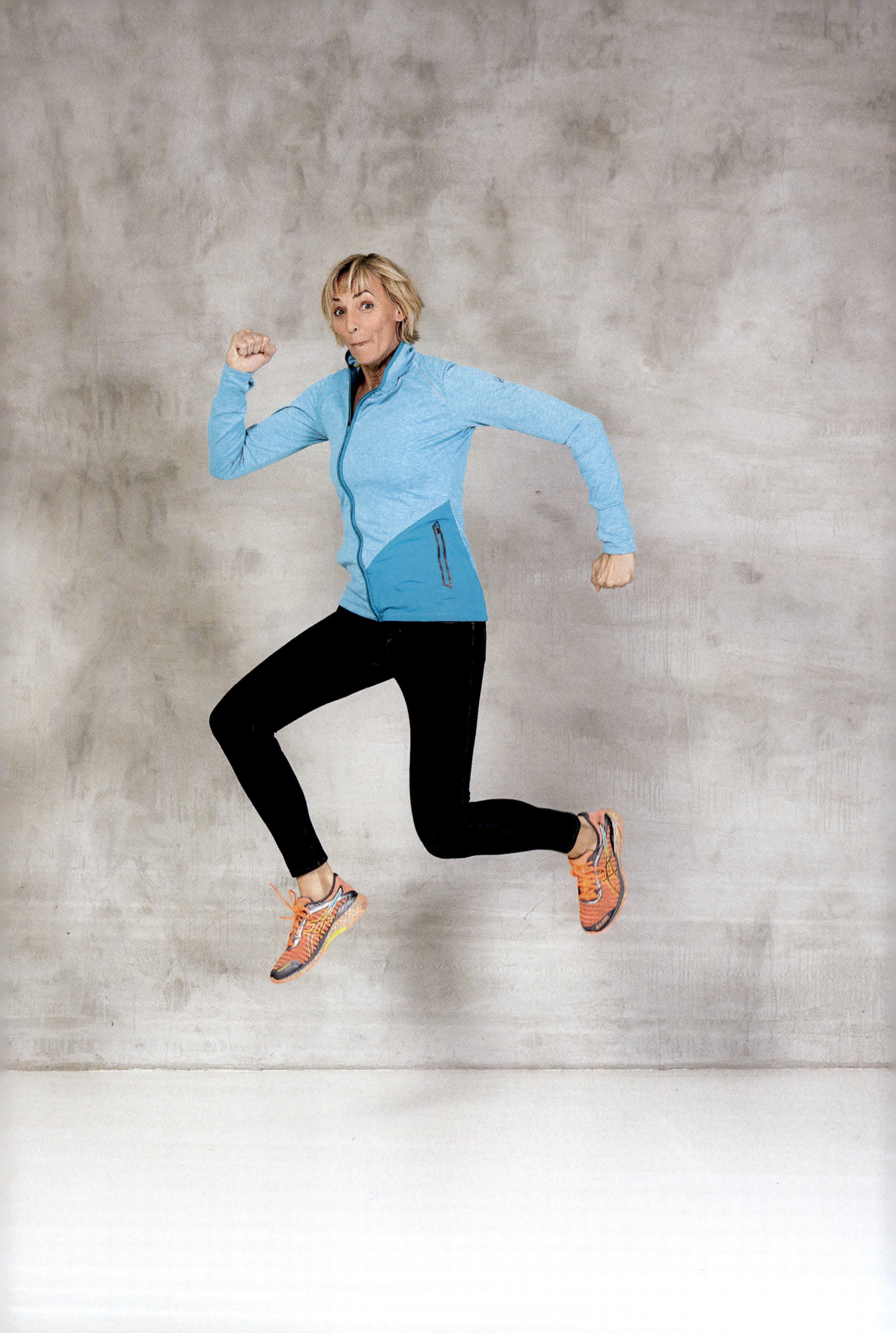

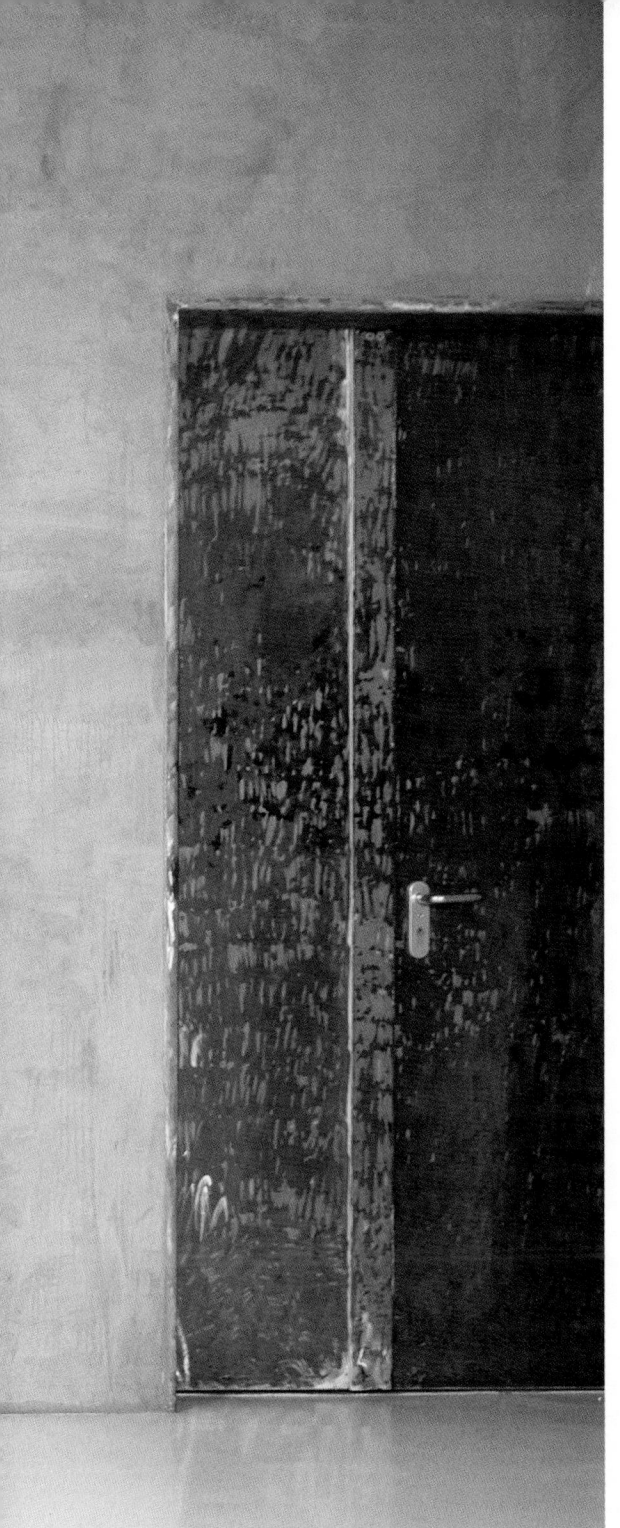

ÜBUNGEN JEDERZEIT

Du bist bereit und motiviert, etwas für deinen Körper und deine Gesundheit zu tun? Jetzt sofort und hier auf der Stelle? Kein Problem! In diesem Kapitel findest du Übungen, die du jederzeit und an jedem Ort durchführen kannst. Mache sie zum Beispiel einfach auf dem Weg zur Arbeit, wenn du auf den Bus wartest oder beim Einkaufen. So wirst du genau da fit, wo immer du dich gerade befindest.

HÜFTROTATION 1

Mit dieser Übung öffnest du deine Hüftgelenke. Dadurch wirst du in den Hüften nicht nur beweglicher, sondern die Übung stärkt auch den unteren Rücken und beugt Schmerzen in diesem Bereich vor.

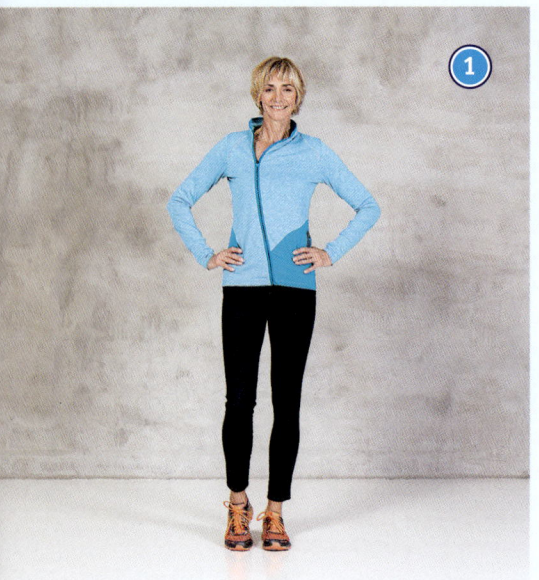

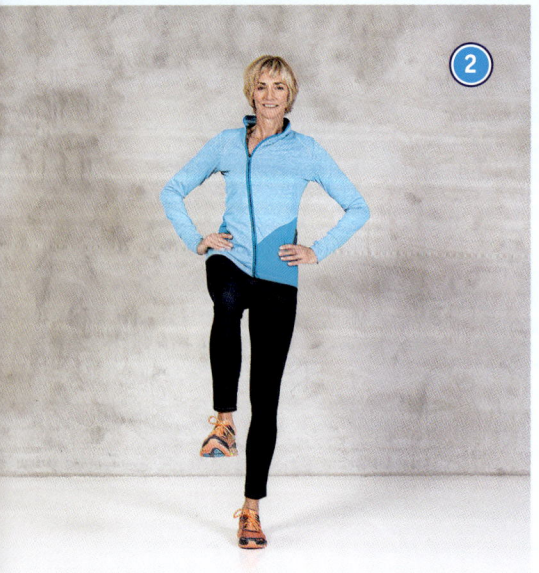

1 | Du stehst aufrecht mit geschlossenen Beinen. Dein Rücken ist gerade. Ziehe die Schultern von den Ohren weg nach unten hinten. Bleibe trotzdem in der Schulterpartie möglichst locker. Du kannst deine Arme entspannt auf den Hüften abstützen und deinen rechten Fuß bereits aufstellen.

2 | Hebe nun das rechte Bein vor deinen Körper, indem du das Knie in einem 90°-Winkel beugst.

3 | Öffne das rechte Knie nach außen, soweit es für dich angenehm ist, und bringe so das ganze Bein zur Seite. Bewege nun das Bein wieder vor den Körper, und setze den Fuß ab.

Wiederhole die Übung im Wechsel auf beiden Seiten einige Male.

 === GUT ZU WISSEN ===

Schmerzen in der Hüfte sind nicht selten. Diese kommen oft von verkürzten Muskeln und Bändern, die durch ein Zuwenig an Bewegung entstehen.

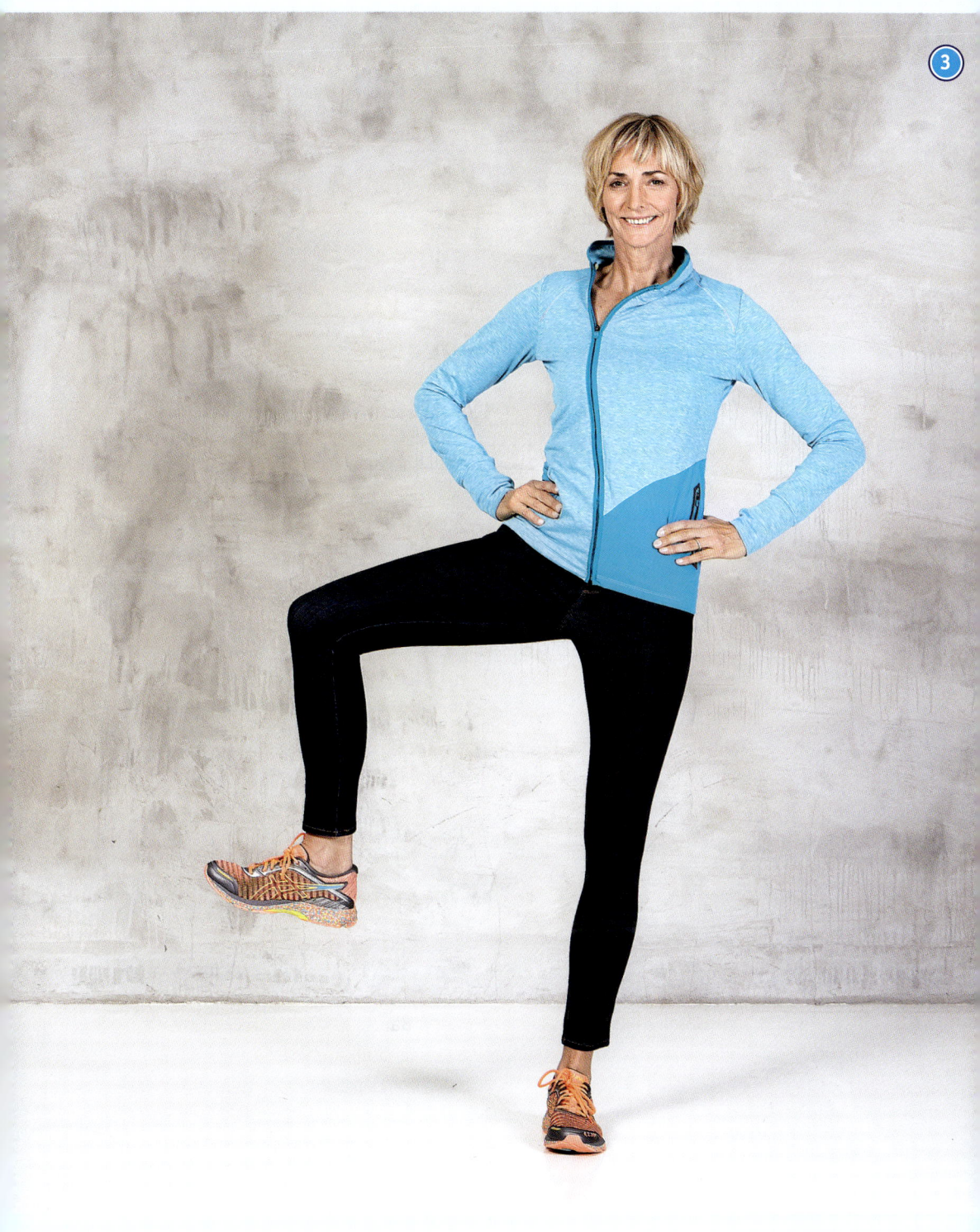

RUCKSACK HEBEN

Für diese Übung brauchst du einen Rucksack oder ein anderes mittelschweres »Gewicht«, das du gerade zur Verfügung hast. Die Kniebeuge ist eine wahrhafte Allround-Übung, da sie so viele Muskelpartien gleichzeitig stärkt: Ober- und Unterschenkel, Gesäß, Bauch und unteren Rücken. Durch das Heben mit ausgestreckten Armen trainierst du außerdem deine Arme und Schultern.

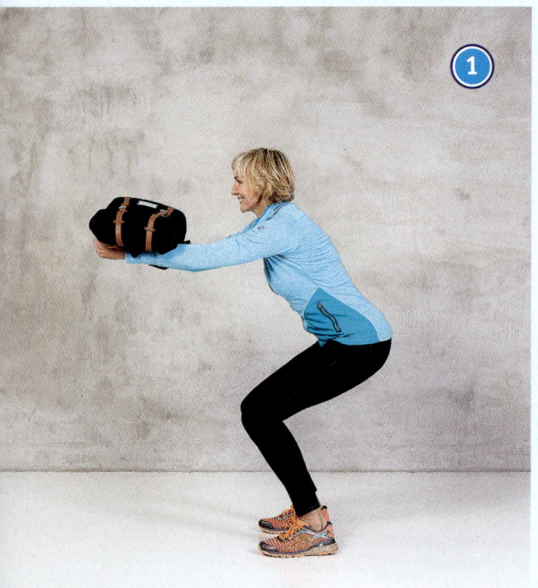

1 | Du stehst aufrecht mit hüftbreit geöffneten Beinen. Beuge die Knie so weit, wie es für dich angenehm ist, die Füße bleiben dabei stabil auf dem Boden stehen. Dein Rücken ist gerade. Ziehe deine Schultern von den Ohren weg nach unten hinten. Halte den Rucksack auf Brusthöhe in den nach vorne ausgestreckten Armen.

2 | Strecke die Knie durch, und komme so mit dem Oberkörper langsam nach oben. Deine Arme bleiben weiterhin auf Brusthöhe ausgestreckt.

3 | Hebe nun langsam den Rucksack über den Kopf, die Schultern bleiben dabei unten. Halte diese Position für einige Atemzüge. Komme anschließend wieder in die Ausgangsposition.

Wiederhole die Übung einige Male.

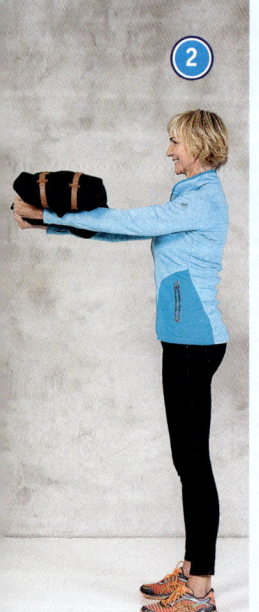

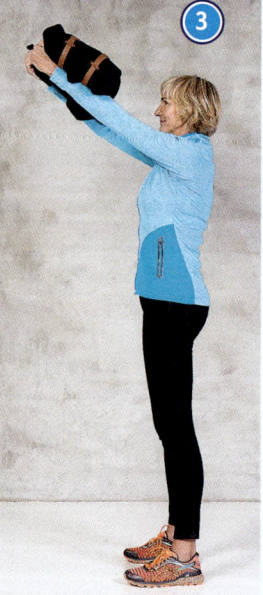

GUT ZU WISSEN

Falsches Heben mit gebeugtem Rücken belastet deine Wirbelsäule. Wenn du aber in die Knie gehst und den Rücken gerade hältst, kann sich der Druck gleichmäßig auf alle Wirbel verteilen.

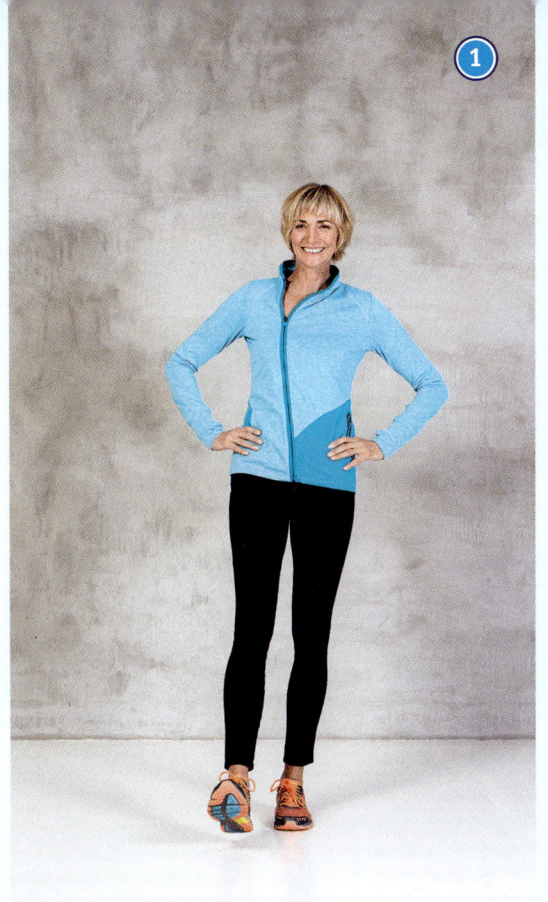

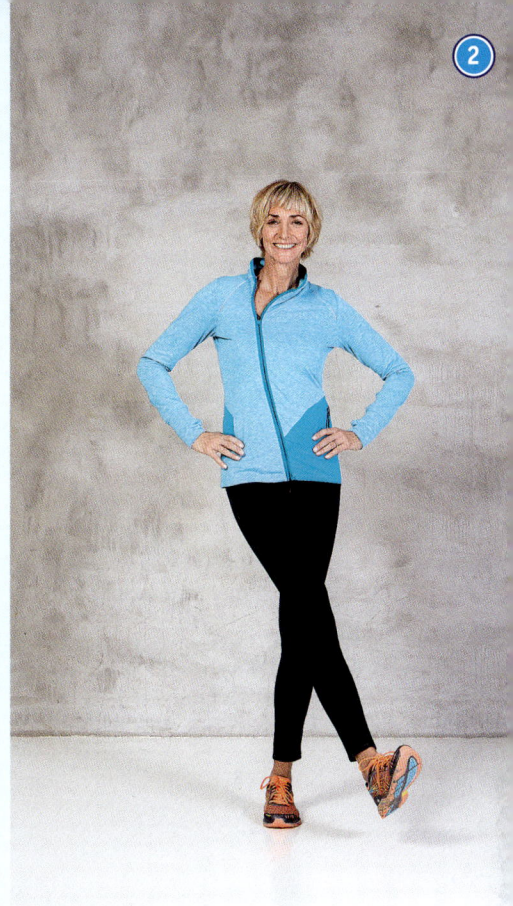

SEITKICKS

Mit dieser Übung lockerst du deine Beinmuskulatur. Außerdem förderst du deine Balance, da du mit dem Standbein die Schwingung ausgleichen musst, die durch den schnellen Kick ausgelöst wird.

1 | Du stehst aufrecht mit hüftbreit geöffneten Beinen. Dein Rücken ist gerade. Ziehe die Schultern von den Ohren weg nach unten hinten. Bleibe trotzdem in der Schulterpartie möglichst locker. Deine Arme kannst du entspannt an den Hüften aufstützen. Hebe ein Bein ein wenig vom Boden ab nach vorne.

2 | Kicke nun aus dem Kniegelenk diagonal über die Mittelachse zur anderen Seite.

Wiederhole die Übung im Wechsel auf beiden Seiten einige Male.

! Halte das kickende Bein nah am Boden – es geht nicht darum, möglichst hoch zu kicken.

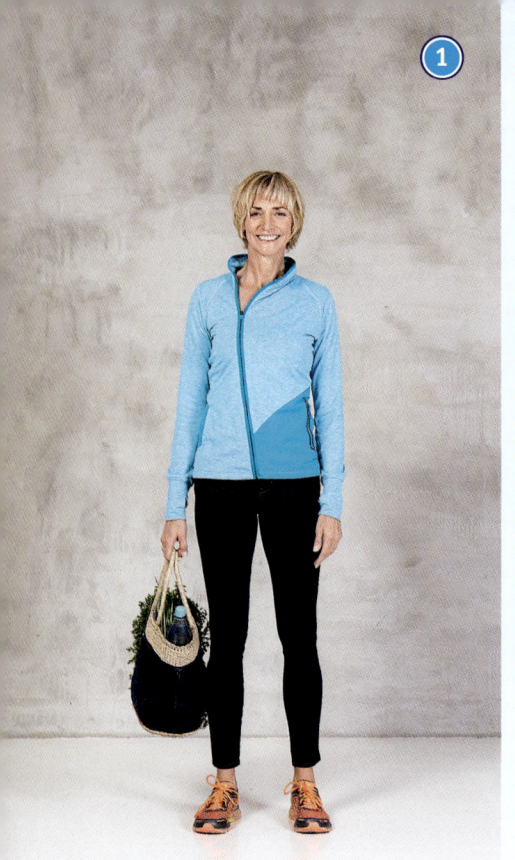

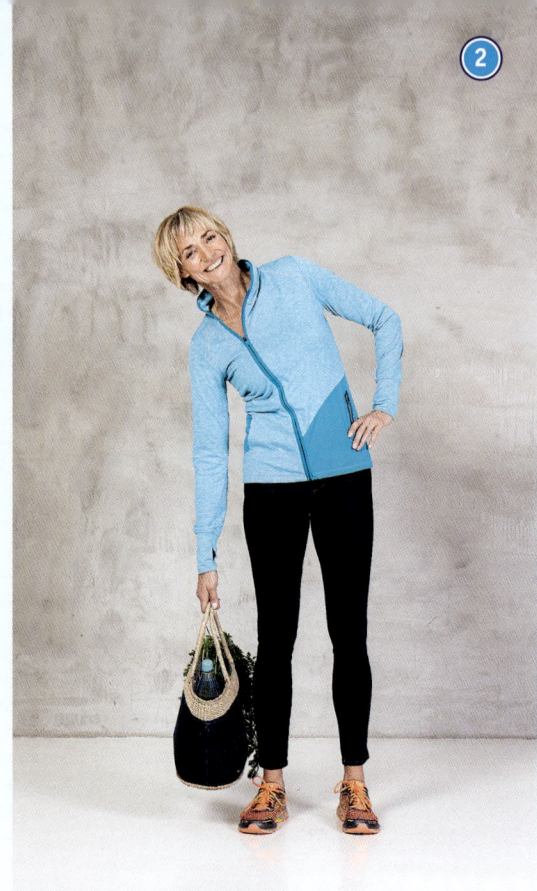

SEITBEUGEN

Vielleicht kommst du ja gerade vom Einkaufen mit einer vollbepackten Einkaufstasche? Perfekt! Dann kannst du gleich diese kleine Übung machen, durch die du deine seitliche Rumpfmuskulatur stärkst.

1 | Du stehst aufrecht mit hüftbreit geöffneten Beinen. Dein Rücken ist gerade. Ziehe die Schultern von den Ohren weg nach unten hinten. Bleibe trotzdem in der Schulterpartie möglichst locker. Deine Arme hängen entspannt herab, in einer Hand hältst du die Tasche.

2 | Beuge nun deinen Rumpf zur Taschenseite hinunter, aber nur so weit, wie es für dich angenehm ist. Beine und Hüfte bleiben dabei gerade.

Wiederhole die Übung auf dieser Seite einige Male, und wechsle dann zur anderen Seite.

BEINE HEBEN

Durch das Heben des Beins werden deine Beine und der Po trainiert. Aber auch deine Balance verbessert sich, da sie durch die Rumpfmuskulatur aufrechterhalten wird, solange du auf nur einem Bein stehst.

Du stehst aufrecht mit hüftbreit geöffneten Beinen. Dein Rücken ist gerade. Ziehe die Schultern von den Ohren weg nach unten hinten. Bleibe trotzdem in der Schulterpartie möglichst locker. Hebe nun das linke Bein vor deinen Körper, indem du das Knie in einem 90°-Winkel beugst, und halte die Position für einige Atemzüge. Setze das Bein ab.

Wiederhole die Übung im Wechsel auf beiden Seiten einige Male.

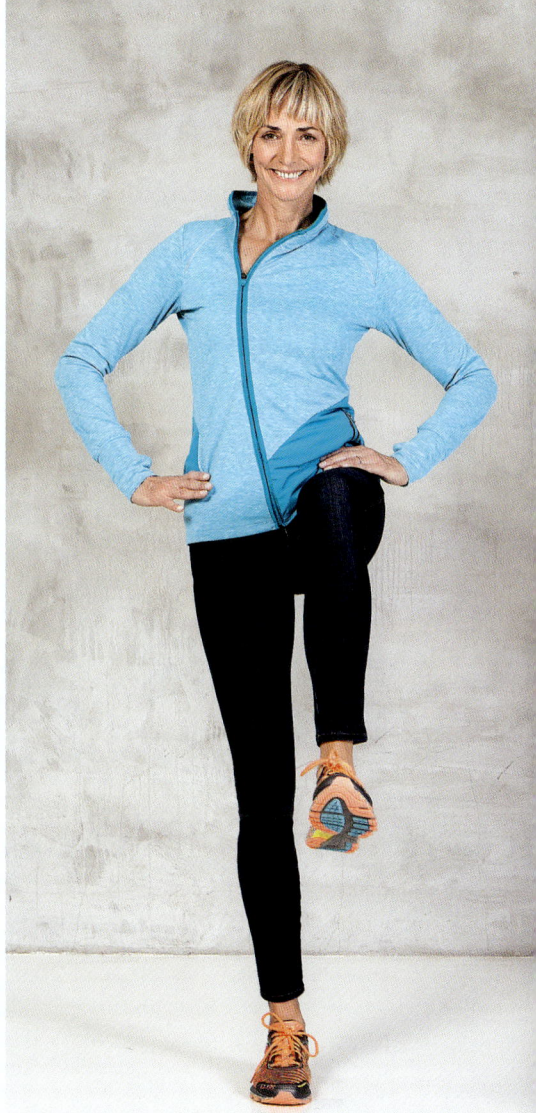

GUT ZU WISSEN

Hinter Gleichgewichtsproblemen stecken oft schlaffe Muskeln. Trainierst du regelmäßig die dafür zuständigen Muskelgruppen, wird dein Stand auch stabiler.

WADEN-TRAINING 1

Mit dieser Übung dehnst du deine Waden optimal. Außerdem wird die Bein- und Rumpf-muskulatur beansprucht, da sie deinen Körper im tiefen Ausfallschritt stabilisiert und ihm das nötige Gleichgewicht gibt.

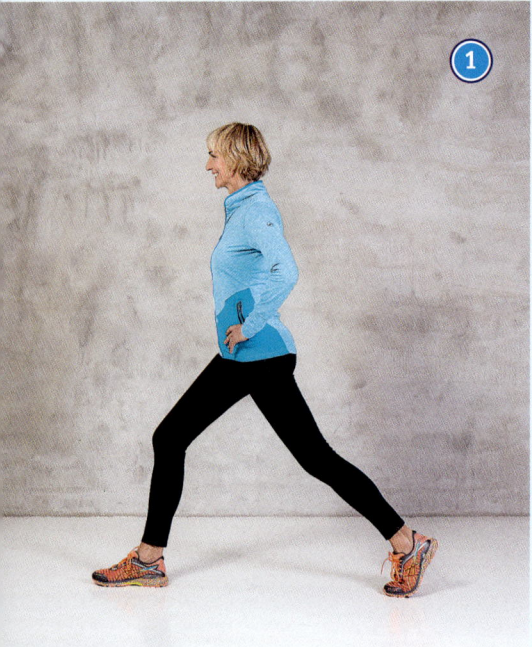

1| Gehe in einen tiefen Ausfallschritt. Der Oberkörper ist aufrecht, der Rücken gerade. Ziehe die Schultern von den Ohren weg nach unten hinten. Bleibe trotzdem in der Schul-terpartie möglichst locker. Deine Arme kannst du entspannt auf den Hüften abstützen, oder du lässt sie zur Seite locker herabhängen.

2| Drücke nun die Ferse des hinteren Beins langsam in den Boden hinein. Halte die Spannung für einige Atemzüge, und entspan-ne dich wieder.

Wiederhole die Übung auf dieser Seite einige Male, und wechsle dann zur anderen Seite.

! Wenn du nicht so tief hinunterkommst, macht das gar nichts. Es geht bei dieser Übung vor allem um die Dehnung der hinteren Wade.

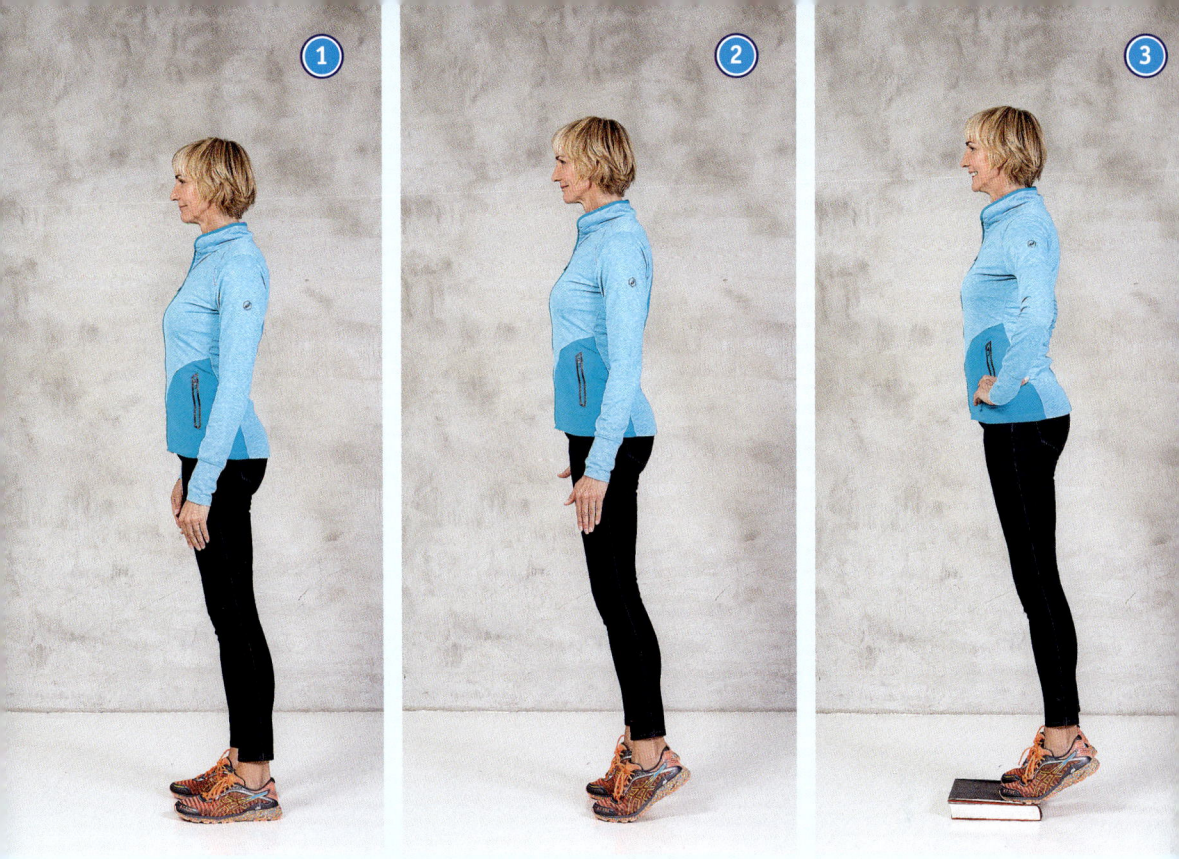

WADEN-TRAINING 2

Wenn du auf die Zehenspitzen kommst, sind alle Muskeln in deinen Waden angespannt.
Außerdem werden auch die Oberschenkel- und Gesäßmuskeln trainiert. Bei der Variante mit
dem Buch oder der Treppe dehnst du zudem deine Waden.

1 | Du stehst aufrecht mit hüftbreit geöff-
neten Beinen. Dein Rücken ist gerade. Ziehe
die Schultern von den Ohren weg nach unten
hinten. Bleibe trotzdem in der Schulterpartie
möglichst locker. Deine Arme hängen entspannt herab.

2 | Gehe langsam und kontrolliert auf die Ze-
henspitzen. Halte die Position einen Moment
lang, und komme wieder runter. Wiederhole
die Übung einige Male.

3 | Als Alternative kannst du dich auch auf
ein dickes Buch oder auf eine Treppenstufe
stellen. Die Fersen sollten über der Kante in
der Luft sein. Senke die Fersen langsam nach
unten ab, und komme dann wieder auf die
Fußballen nach oben.

Wiederhole die Übung einige Male.

EXKURS – NACKEN

Fast jeder kennt das Gefühl, wenn sich der Nacken verhärtet und schmerzt. Im schlimmsten Fall kann man den Hals gar nicht mehr drehen. Aber woher kommen diese Beschwerden eigentlich, und was kannst du dagegen tun?

Unsere Halswirbelsäule ist der beweglichste Teil unserer Wirbelsäule. Wenn wir unter Beschwerden im Nackenbereich leiden, merken wir daher die Einschränkungen, die damit einhergehen, sehr schnell. Wir können beispielsweise unseren Kopf nicht mehr oder nur unter Schmerzen drehen. Auch strahlt der Schmerz schnell in Kopf und Schultern. Dem kann aber in den meisten Fällen durch Wärme und leichte Bewegungen abgeholfen werden.

Woher kommt ein verspannter Nacken?

Es gibt ganz unterschiedliche Ursachen für eine schmerzhafte Verspannung der Muskeln im Nackenbereich:

1. Fehlhaltung ist die häufigste Ursache für einen verspannten Nacken, oft hervorgerufen durch zu langes, unbewegtes Sitzen vor dem Computer.

2. Stress ist ebenfalls oft Auslöser für eine Verspannung im oberen Rücken.

3. Falsche Bewegungen und das Tragen von zu schweren Gegenständen können zu Verspannungen führen.

4. In seltenen Fällen liegt ein angeborener Haltungsfehler oder eine Erkrankung vor. Sprich dich in diesem Fall bille unbedingt mit deinem Arzt ab.

Übungen gegen einen verspannten Nacken

Ich habe dir hier zwei kleine Übungen zusammengestellt, mit denen du sowohl Schmerzen im Nacken vorbeugen als auch ganz sanft einer

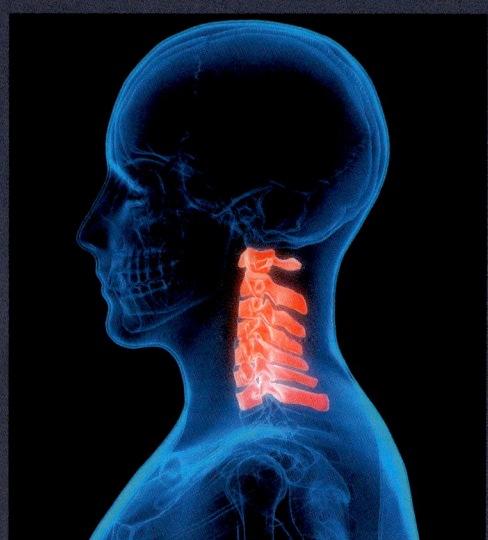

DIE HALSWIRBELSÄULE ist der beweglichste Teil der Wirbelsäule.

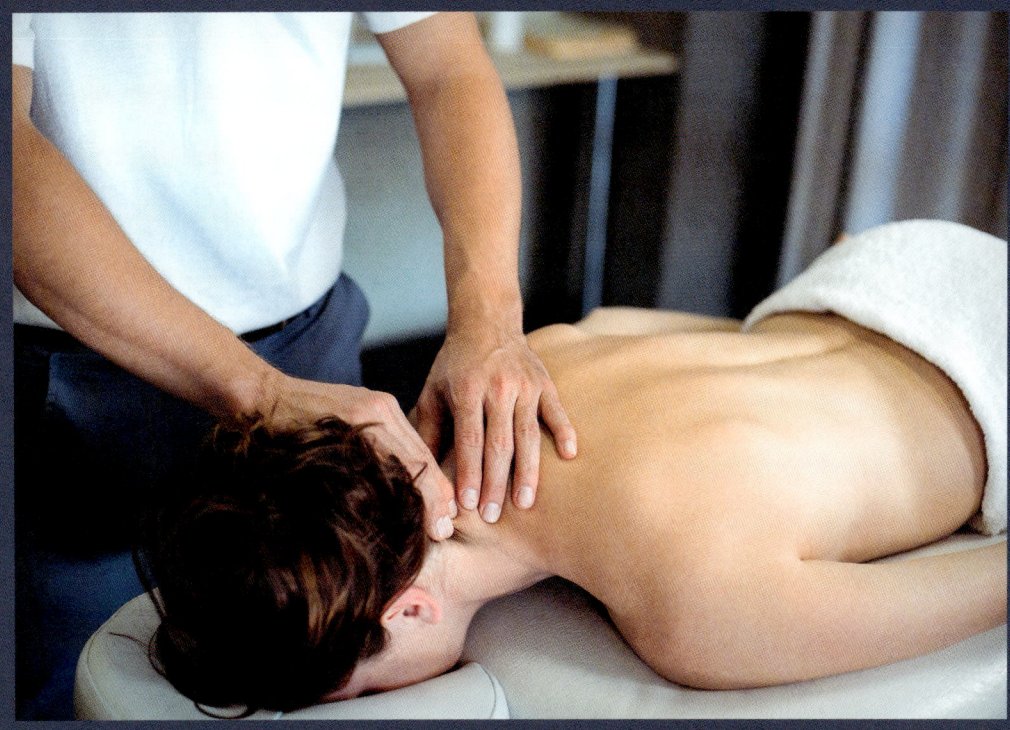

AM HILFREICHSTEN ist eine professionelle Massage, aber eine Selbstmassage kann auch wahre Wunder bewirken.

eventuell schon bestehenden Verspannung entgegenwirken kannst. Achte dabei darauf, dass du die Übungen langsam und kontrolliert ausführst.

Nacken dehnen

Du stehst mit hüftbreit geöffneten Beinen, dein Rücken ist gerade. Ziehe die Schultern von den Ohren weg nach unten hinten. Bleibe trotzdem in der Schulterpartie möglichst locker. Lege deine Hände an den Hinterkopf, die Ellbogen sind zu den Seiten angewinkelt. Lege nun dein Kinn an die Brust. Übe nun mit den Händen einen leichten Druck nach unten aus. Du solltest ein Ziehen im Nacken spüren. Halte die Spannung für einen Moment, und entspanne dich dann wieder. Wiederhole die Übung einige Male.

Nackenmassage

Du sitzt aufrecht, aber möglichst entspannt auf einem Stuhl und neigst den Kopf leicht nach vorne. Bringe nun deine Hände hinter den Nacken, und lege die Daumen in die Kuhlen hinter den Ohren. Massiere diese Stellen in kreisenden Bewegungen mit ganz sanftem Druck. Wandere mit den Daumen hoch bis zum Ansatz der Halswirbelsäule am Kopf, und massiere hier auch für einen Moment die Stellen seitlich neben der Wirbelsäule.

FLASCHE HALTEN

Für diese Übung benötigst du etwas, das du ganz sicher zu Hause hast: eine Flasche (oder zwei Flaschen) Wasser mit einem Fassungsvermögen von 0,75 oder einem Liter. Du kannst aber auch im nächsten Getränkemarkt üben – dann musst du aber eventuell mit Publikum rechnen. Dies ist eine klassische Übung für die Armmuskulatur.

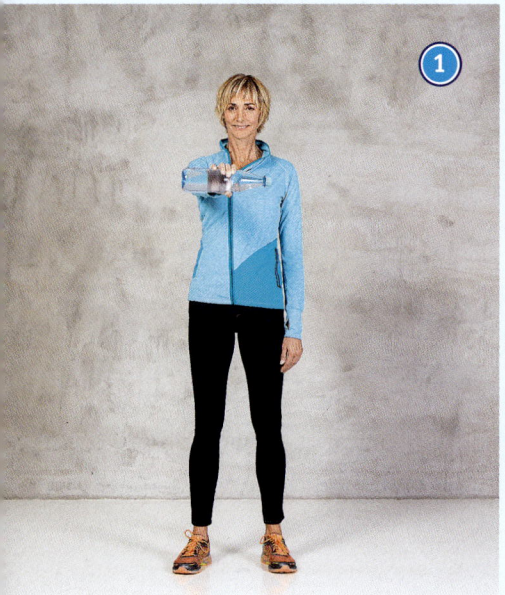
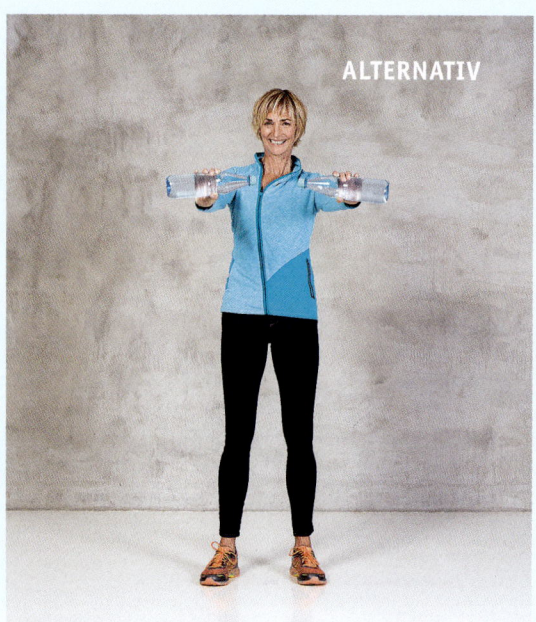

1| Du stehst aufrecht mit hüftbreit geöffneten Beinen. Dein Rücken ist gerade. Ziehe die Schultern von den Ohren weg nach unten hinten. Bleibe trotzdem in der Schulterpartie möglichst locker. Halte in einer Hand eine Flasche. Bringe diesen Arm durchgestreckt nach vorne auf Brusthöhe, halte ihn dort einen Moment, und bringe ihn wieder in die Ausgangsposition.

Wiederhole die Übung auf dieser Seite einige Male, und wechsle dann zur anderen Seite.

ALTERNATIV kannst du auch beide Arme gleichzeitig trainieren. Führe dazu die obere Übung mit beiden Armen parallel und mit zwei Flaschen durch.

RUMPFDREHUNG

Diese Übung macht deinen Rumpf geschmeidig. Deine untere Wirbelsäule wird entgegengesetzt der oberen Wirbelsäule gedreht, was deinem unteren Rücken guttut.

1| Du stehst aufrecht mit hüftbreit geöffneten Beinen. Dein Rücken ist gerade. Ziehe die Schultern von den Ohren weg nach unten hinten. Bleibe trotzdem in der Schulterpartie möglichst locker. Drehe deinen Rumpf nach links. Deine Arme schwingen locker mit, deine Beine und die Hüfte bleiben dabei gerade.

2| Komme wieder zur Mitte, und drehe deinen Rumpf dann nach rechts. Auch hier schwingen die Arme mit.

Wiederhole diese Übung, indem du dich fließend von rechts nach links drehst und wieder zurück, eine Zeit lang.

GUT ZU WISSEN

Die Wirbelsäule liebt es, wenn sie bewegt wird. Vor allem, wenn dies auf eine Weise geschieht, die in deinem Alltag meist so nicht vorkommt.

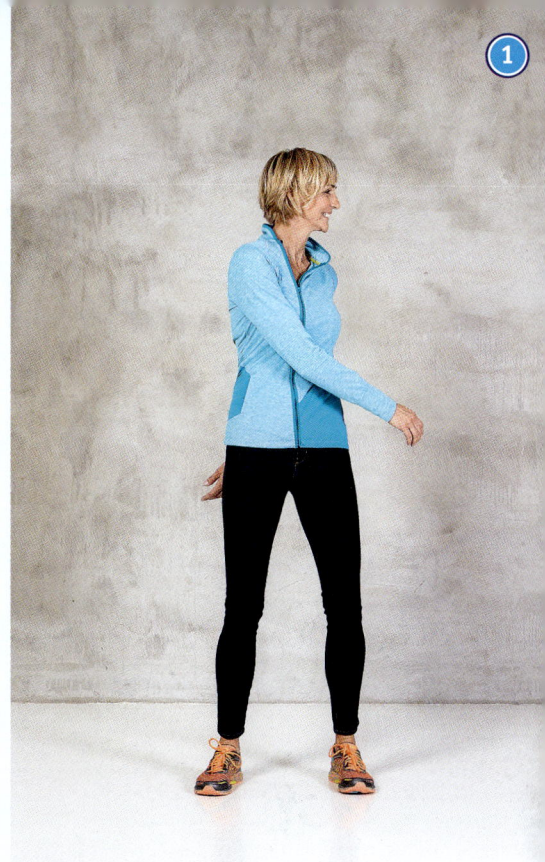

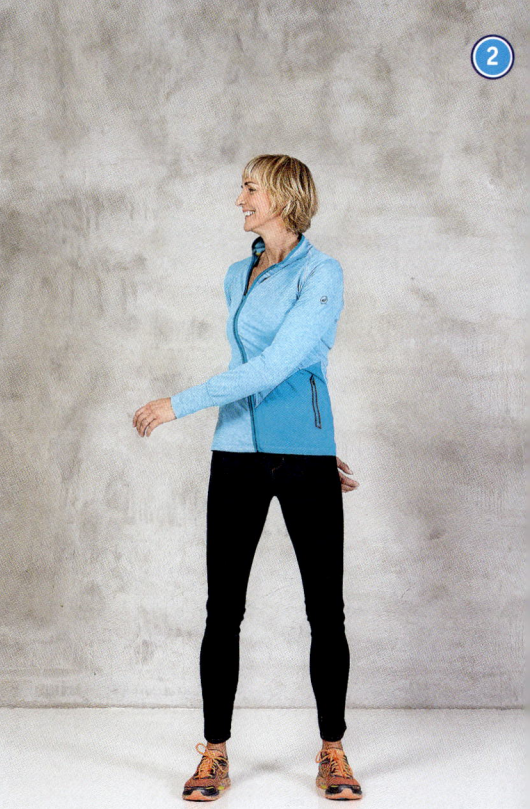

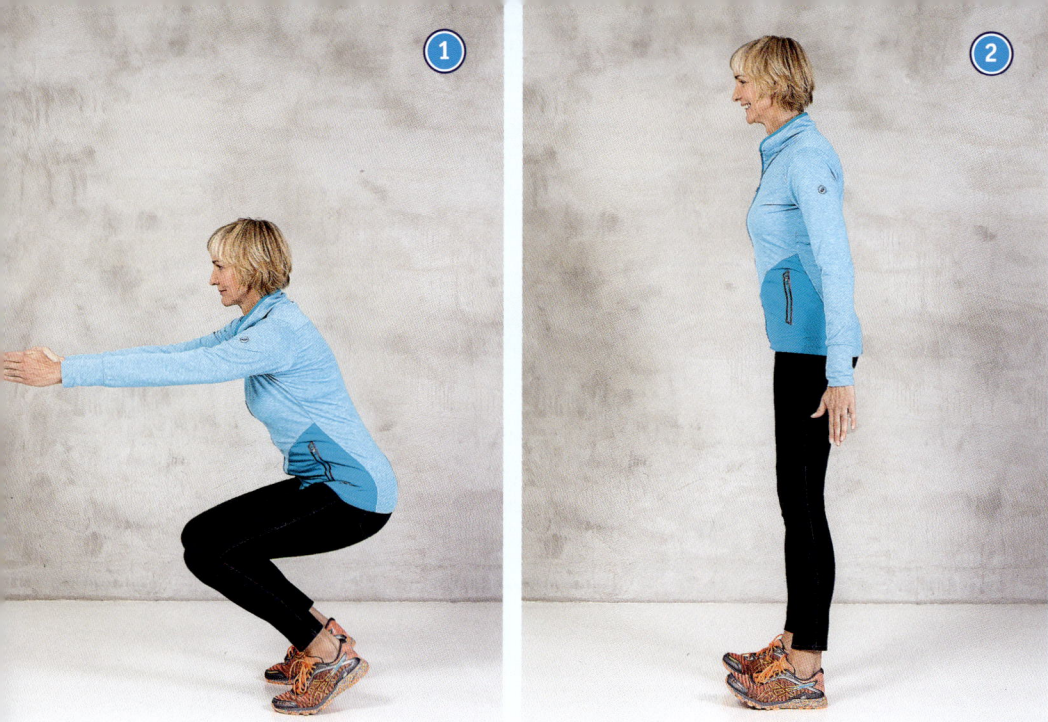

KNIEBEUGE MIT FERSENLIFT

Wie du vielleicht schon bei der Übung »Rucksack heben« gemerkt hast, werden bei der Kniebeuge Bein-, Gesäß-, Bauchmuskeln und der untere Rücken gestärkt. Bei dieser Übung trainierst du außerdem noch gezielt deine Waden und deine Balance in den Füßen und den unteren Beinen.

1 | Du stehst aufrecht mit hüftbreit geöffneten Beinen. Beuge die Knie so weit, wie es für dich angenehm ist, die Füße bleiben dabei stabil auf dem Boden stehen. Hebe deine Arme gleichzeitig nach vorne auf Brusthöhe an. Dein Rücken ist dabei gerade. Hebe nun ganz langsam die Fersen vom Boden an, und halte für einen Moment die Spannung.

2 | Strecke nun die Knie durch, sodass du in den geraden Stand kommst. Deine Arme gehen gleichzeitig nach unten und leicht hinter den Körper. Hebe gleichzeitig die Fußspitzen vom Boden ab und verlagere das Gewicht auf die Fersen.

Wiederhole diesen Wechsel einige Male.

! Führe die Bewegungen nicht zu schnell durch, und beuge die Knie in der ersten Position nicht zu tief. Dadurch werden deine Muskeln richtig beansprucht.

KNIE HEBEN ÜBER KREUZ

Bei dieser Übung trainierst du sowohl die Beinmuskulatur des Stand- als auch des Spielbeins. Zudem förderst du deine Koordination und Balance.

1 | Gehe in einen Ausfallschritt, das linke Bein ist hinten und das rechte vorne. Dein Rücken ist gerade. Ziehe die Schultern von den Ohren weg nach unten hinten. Bleibe trotzdem in der Schulterpartie möglichst locker. Strecke den rechten Arm nach vorne über deinem Kopf aus, den linken kannst du locker auf der Hüfte abstützen.

2 | Bringe in einer fließenden Bewegung das linke Bein nach vorne über die Mittelachse, während du das Knie anwinkelst. Bringe nun den rechten Arm nach unten, indem du ihn auch anwinkelst. Berühre mit dem Ellbogen das erhobene Knie, und komme anschließend wieder in die Ausgangsposition zurück.

Wiederhole die Übung auf dieser Seite einige Male, und wechsle dann zur anderen Seite.

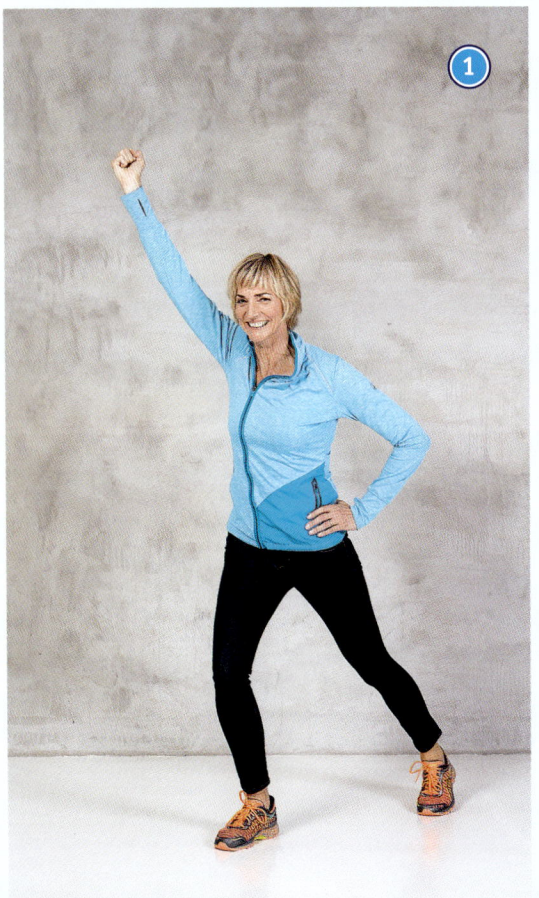

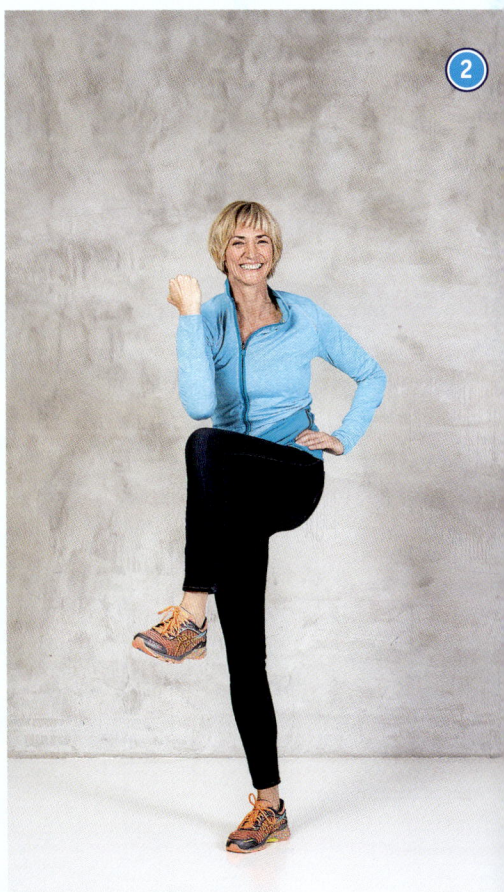

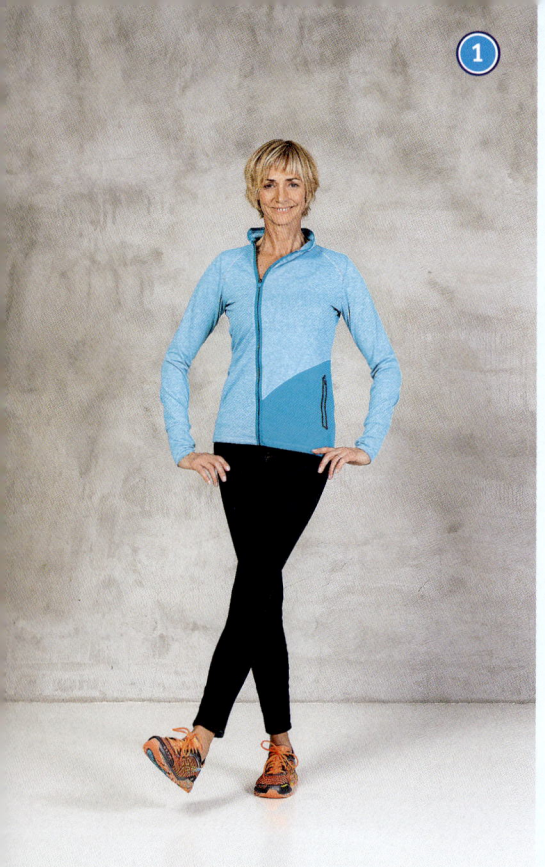

BEINPENDEL

Durch das Schwingen des Beins nach innen und außen öffnet sich dein Hüftgelenk. Außerdem trainierst du mit der Übung auch deine Balance und die Muskulatur deines Standbeins.

1 | Du stehst aufrecht mit hüftbreit geöffneten Beinen. Dein Rücken ist gerade. Ziehe die Schultern von den Ohren weg nach unten hinten. Bleibe trotzdem in der Schulterpartie möglichst locker. Schwinge mit deinem linken Bein vorne über die Mittelachse zur rechten Seite.

2 | Bringe dann das linke Bein in einer fließenden Bewegung wieder zurück, und schwinge es dann locker nach links außen.

Wiederhole die Übung auf dieser Seite einige Male, und wechsle dann zur anderen Seite.

! Achte darauf, dass das Bein nicht zu weit nach außen schwingt, sonst überdehnst du eventuell deine Hüfte.

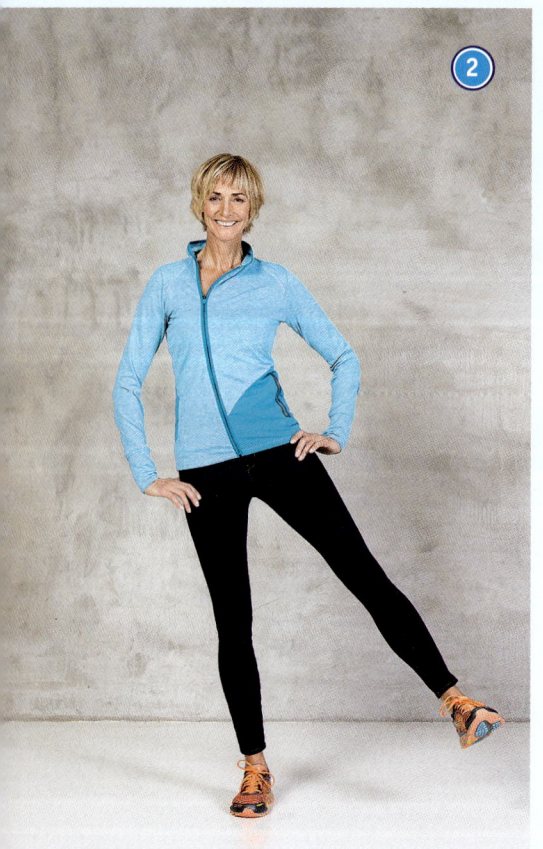

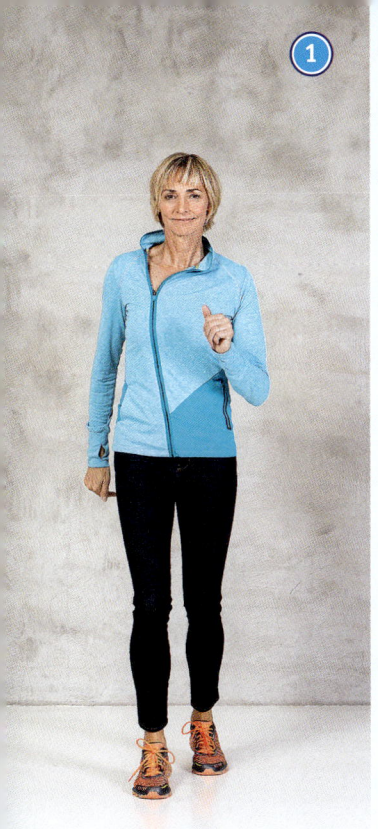
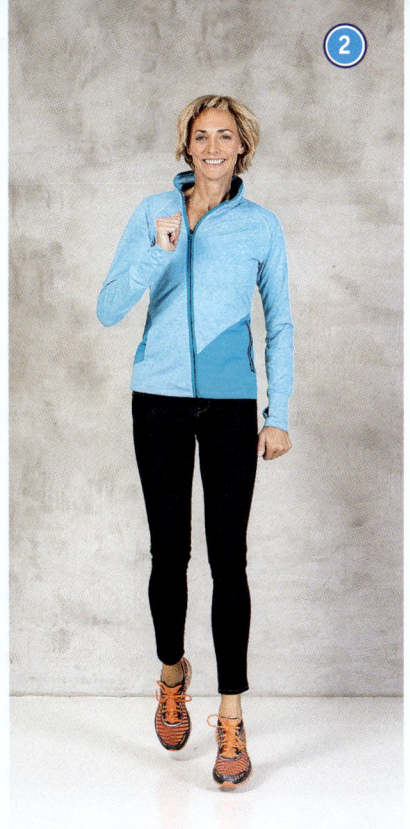
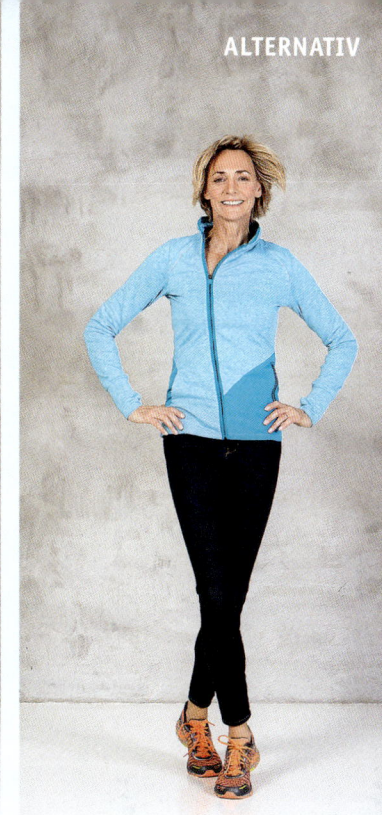

WECHSELSPRÜNGE

Mit den kleinen kontrollierten Sprüngen trainierst du vor allem deine Sprunggelenke und deine untere Beinmuskulatur. Durch die Erschütterungen kommt aber auch dein ganzer Körper in Bewegung und wird etwas »wachgerüttelt«.

1 | Gehe in einen leichten Ausfallschritt, und beuge dabei die Knie etwas. Dein Rücken ist gerade. Ziehe die Schultern von den Ohren weg nach unten hinten. Bleibe trotzdem in der Schulterpartie möglichst locker.

2 | Springe nun etwas in die Luft (nicht zu weit), und wechsle dabei die Position der Beine, die Arme gehen mit. Wenn du landest, ist also das hintere Bein vorne und das vordere hinten.

Wiederhole die Übung im schnellen Wechsel eine Zeit lang.

ALTERNATIV stehst du aufrecht mit schulterbreit geöffneten Beinen. Überkreuze im Sprung die Beine, und komme dann auch im Sprung wieder in die Ausgangsposition zurück. Wiederhole auch diese Übung einige Male, wobei du abwechseln kannst, welches Bein in der Überkreuzposition vorne ist.

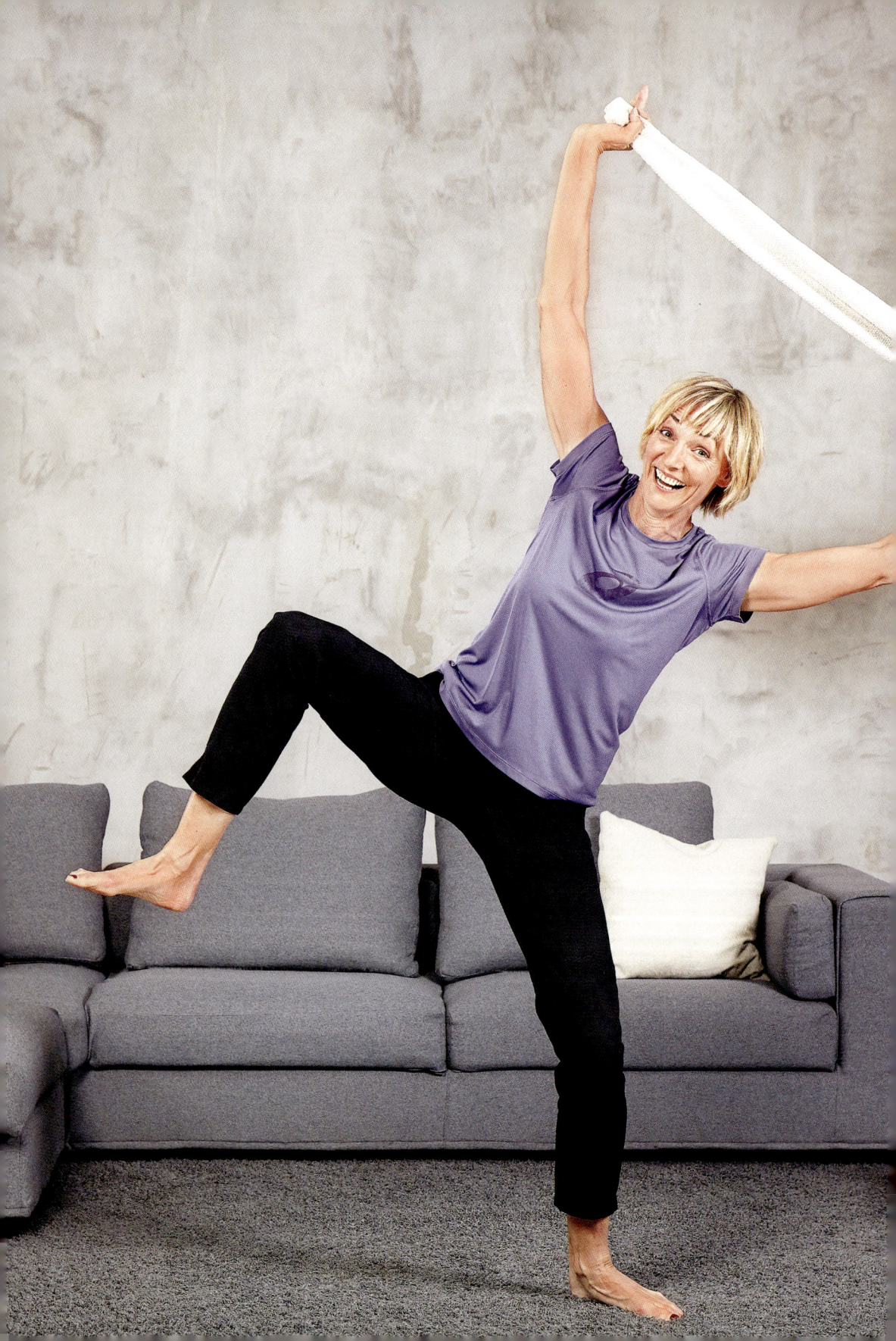

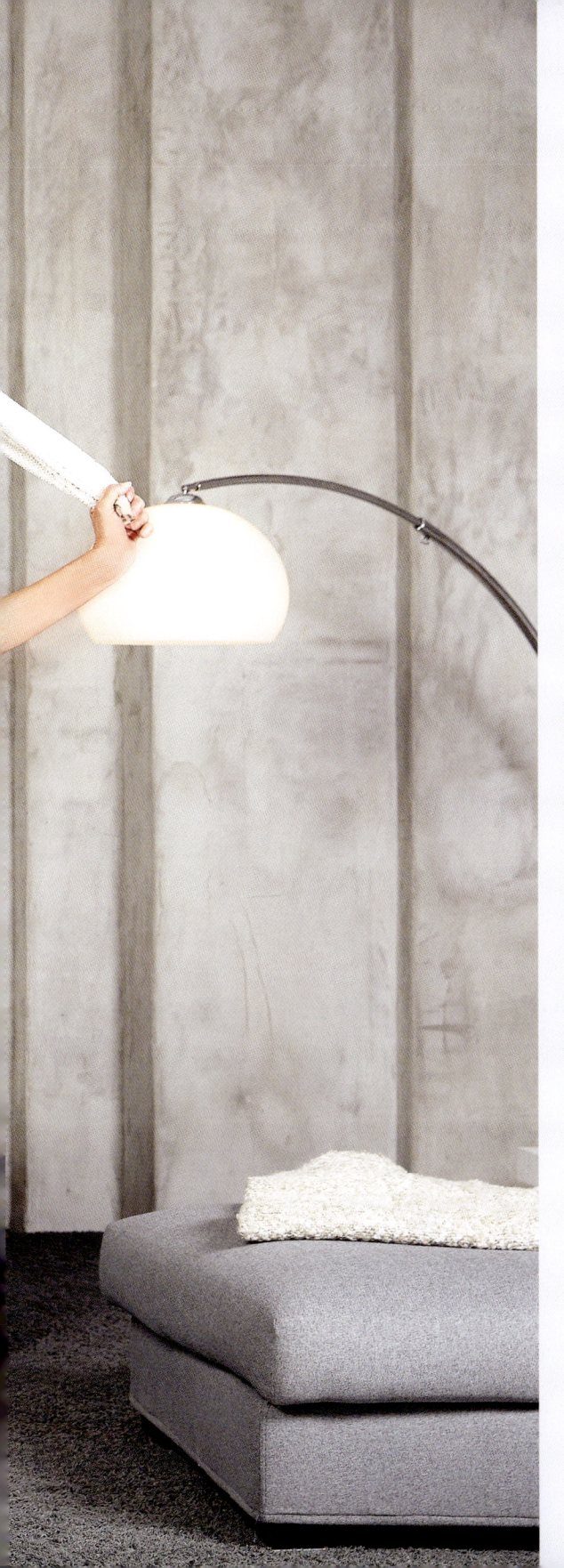

ÜBUNGEN FÜR ZUHAUSE

DEIN ZUHAUSE BIETET DIE PER-FEKTE UMGEBUNG FÜR EIN KLEI-NES WORKOUT ZWISCHENDURCH.

Wenn du schon auf der Couch liegst und gemütlich fernsiehst, kannst du doch auch etwas für deine Gesundheit tun, oder? Es gibt zahlreiche kleine Übungen, die du ganz einfach zu Hause ausführen kannst, ohne dass dabei dein gewohnter Tagesablauf unterbrochen wird. Ich zeige dir, wie du ganz einfach nebenbei fit bleibst.

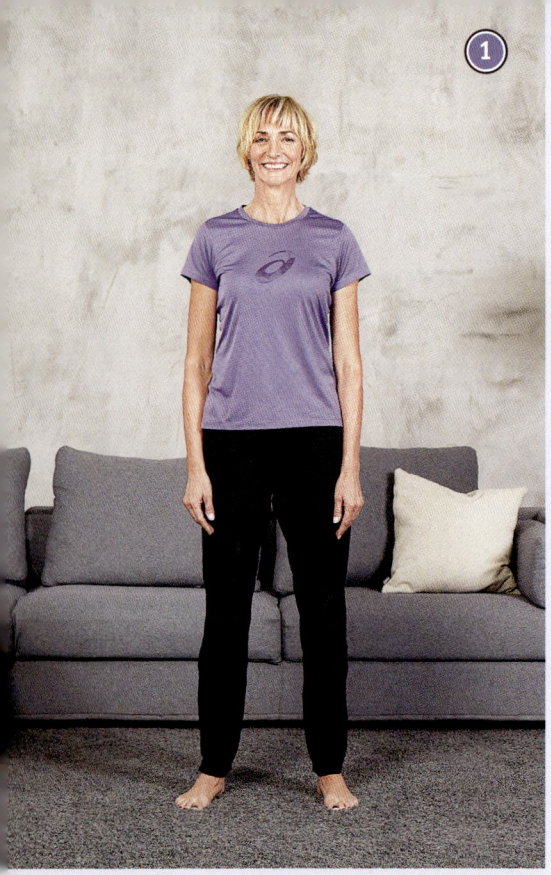

HÜFTROTATION 2

In dieser Übung geht es darum, deine Hüfte möglichst weit nach außen zu öffnen. Wenn du die Übung regelmäßig machst, wirst du im Hüftbereich immer beweglicher werden.

1| Du stehst aufrecht mit hüftbreit geöffneten Beinen. Dein Rücken ist gerade. Ziehe die Schultern von den Ohren weg nach unten hinten. Bleibe trotzdem in der Schulterpartie möglichst locker. Deine Arme hängen entspannt herab.

2| Bringe den linken Fuß zum Knie des rechten Beins, lege ihn aber nicht darauf ab. Winkle dabei das linke Knie nach oben und außen ab. Es sollte möglichst auf Höhe deiner Hüfte sein. Berühre nun mit der rechten Hand die linke Ferse, und halte die Position für einige Atemzüge. Komme dann wieder in die Ausgangsposition zurück.

Wiederhole die Übung auf der anderen Seite.

! Wenn du das Knie des erhobenen Beins nicht bis zur Hüfte hinaufbringen kannst, ist das nicht schlimm. Komme in eine Position, die für dich angenehm ist. Es sollte auf keinen Fall wehtun!

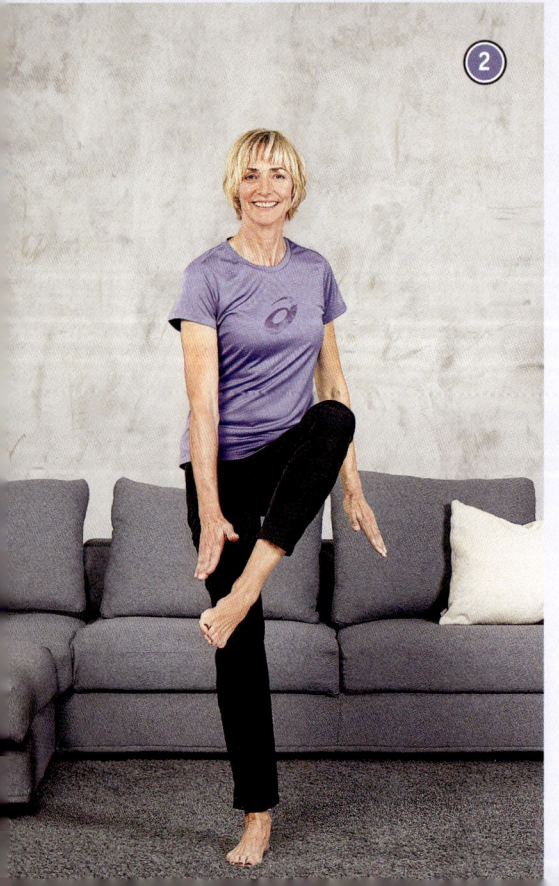

 GUT ZU WISSEN

Koordination und Balance sind hier gefragt. Wenn du diese regelmäßig trainierst, wird dich nichts mehr umhauen.

FERSENGANG

Durch die Verlagerung auf die Fersen trainierst du die Muskulatur im Schienbein. Wechselst du hingegen auf die Fußballen, arbeiten vor allem die Wadenmuskeln. Kleine Übungen mit großem Effekt!

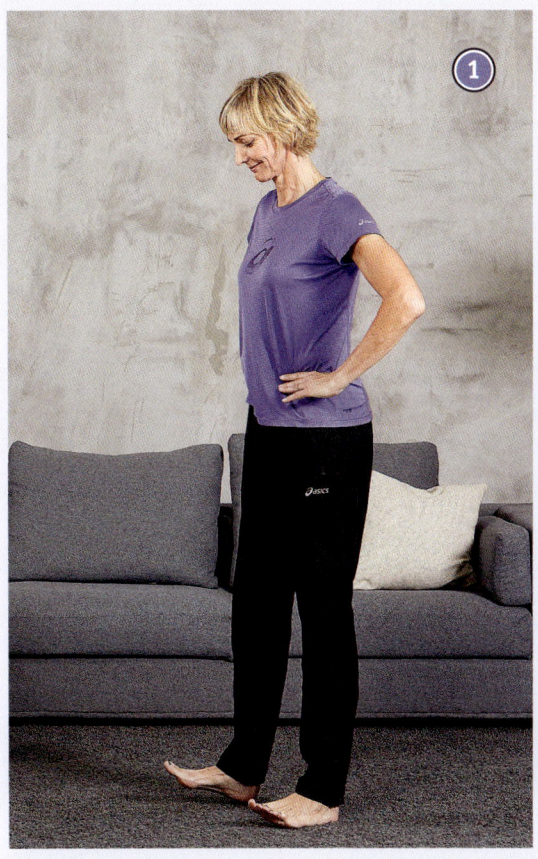
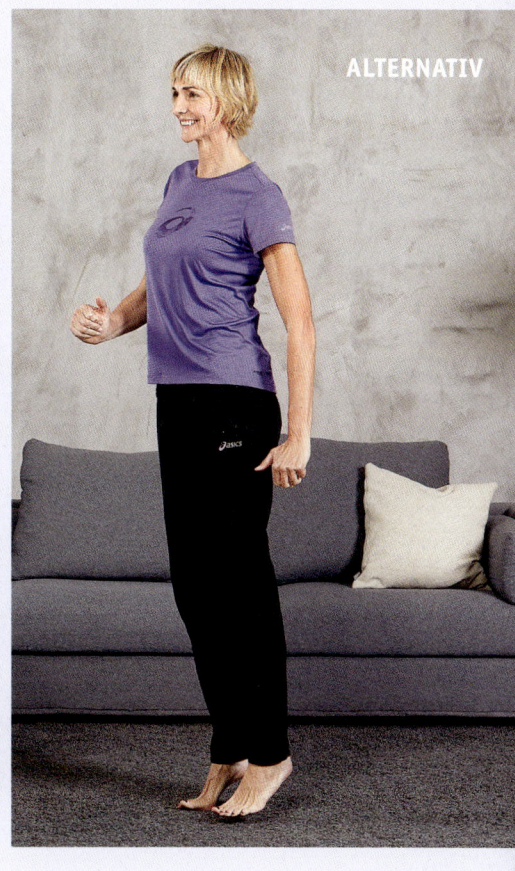

1| Du stehst aufrecht mit hüftbreit geöffneten Beinen. Dein Rücken ist gerade. Ziehe die Schultern von den Ohren weg nach unten hinten. Bleibe trotzdem in der Schulterpartie möglichst locker. Verlagere dein Gewicht auf die Fersen, die Zehenspitzen gehen nach oben. Nun mache 50 kleine Schritte auf den Fersen.

ALTERNATIV kannst du 50 kleine Schritte auf den Fußballen machen.

! Mache wirklich winzige Trippelschritte. Damit du die untere Beinmuskulatur effektiv trainierst, muss die Bewegung aus den Füßen und nicht aus den Knien kommen.

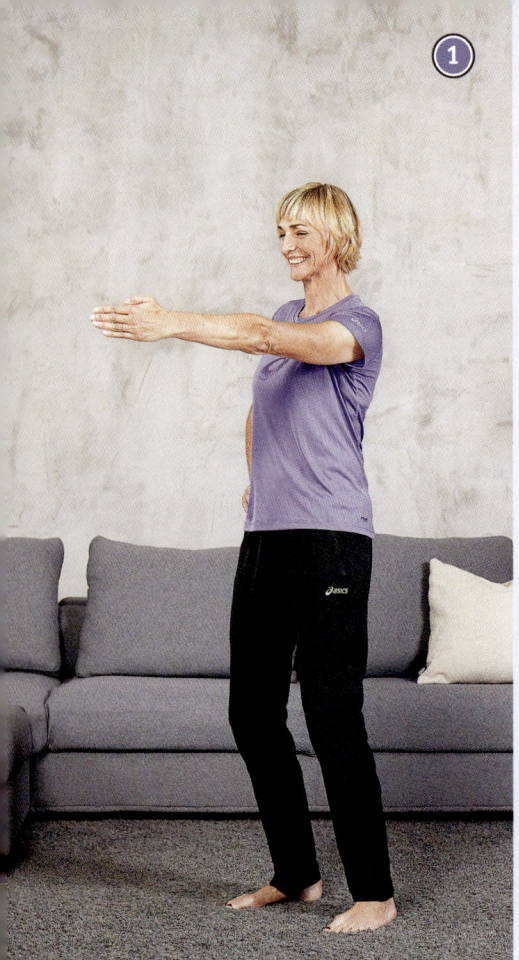
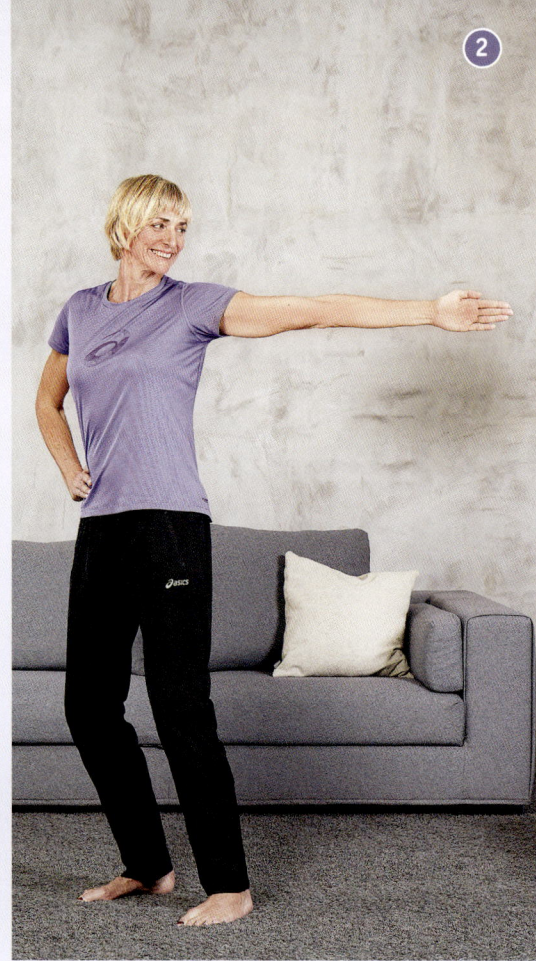

RUMPFROTATION

Durch die weite Drehung werden deine Wirbelsäule und deine Schultern beweglicher. Außerdem trainierst du die Muskeln im Bauch sowie im unteren Rückenbereich.

1 | Du stehst mit hüftbreit geöffneten Beinen. Die Knie sind leicht gebeugt, und dein Rücken ist gerade. Ziehe die Schultern von den Ohren weg nach unten hinten. Bleibe trotzdem in der Schulterpartie möglichst locker. Strecke den linken Arm nach vorne auf Brusthöhe aus.

2 | Drehe nun den Oberkörper nach links hinten. Deine Hüfte und die Beine bleiben dabei an ihrer Position. Schiebe den linken Arm weit nach hinten.

Wiederhole die Übung im Wechsel auf beiden Seiten einige Male.

SOFA-CRUNCH

Anders als bei Sit-ups wird beim Crunch nicht der ganze Oberkörper vom Boden abgehoben, sondern nur der obere Rückenbereich. Bei dieser Variante bringt die Couchlehne den Oberkörper bereits in eine gute Startposition, sodass du deine Bauchmuskeln durch minimale Bewegung trainierst. So kannst du weiterhin das Fernsehprogramm verfolgen!

1| Lege dich bequem aufs Sofa, und stelle die Beine auf. Positioniere zwischen Rücken und Couchlehne ein Kissen, sodass dein Oberkörper in eine leichte Schräglage kommt. Strecke die Arme nach vorne aus, halte den Rücken gerade, und ziehe die Schultern nach unten hinten. Bleibe trotzdem in der Schulterpartie möglichst locker.

2| Bringe den Oberkörper beim Ausatmen nach vorne zu den Knien, wobei er möglichst gerade bleibt und sich nicht beugt. Lege mit dem Einatmen den Oberkörper wieder auf dem Kissen ab.

Wiederhole die Übung einige Male.

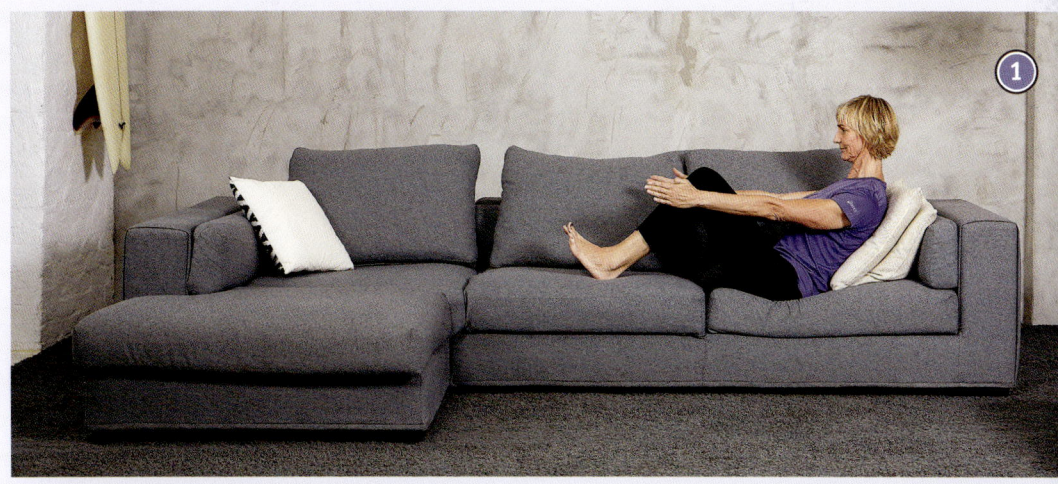

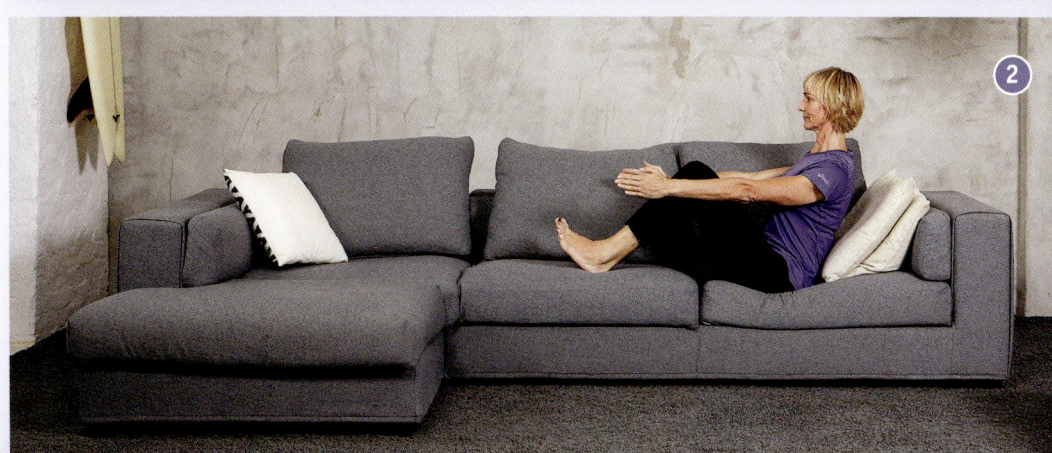

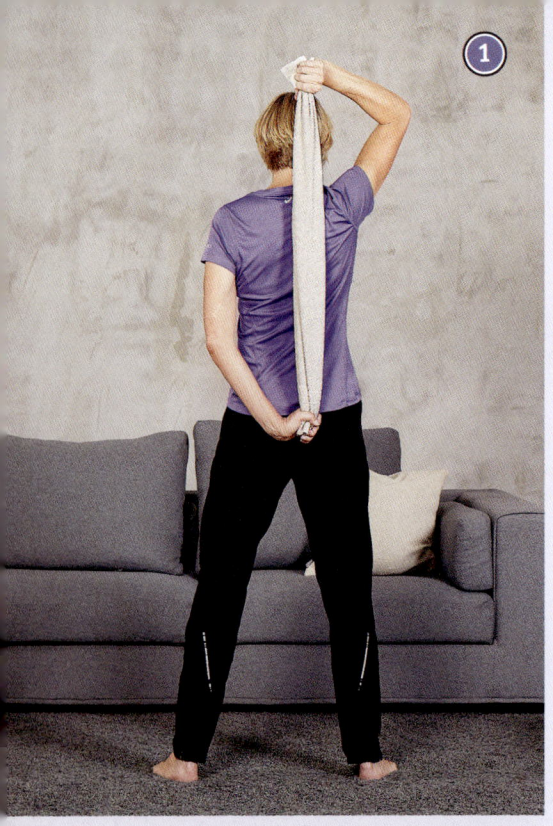

TRIZEPS-DEHNUNG

Durch den Zug auf den oberen Arm wird dessen Trizeps gedehnt. Das ist der Muskel, der sich auf der Rückseite des Oberarms befindet.

1| Du stehst mit schulterbreit geöffneten Beinen. Die Knie sind leicht gebeugt, und dein Rücken ist gerade. Ziehe die Schultern von den Ohren weg nach unten hinten. Bleibe trotzdem in der Schulterpartie möglichst locker. Bringe einen Arm von oben hinter den Rücken, den anderen von unten. Fasse mit jeder Hand jeweils das Ende eines aufgerollten Handtuchs.

2| Ziehe nun mit dem oberen Arm aktiv nach oben. Halte die Spannung für einige Atemzüge.

Wiederhole die Übung anschließend auf der anderen Seite.

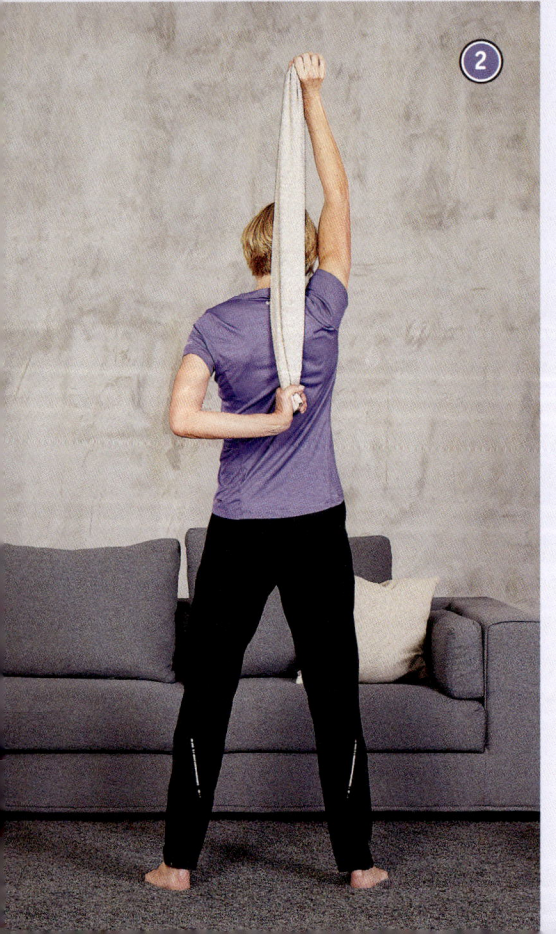

GUT ZU WISSEN

Der Trizeps bildet das Gegenstück zum oberen Bizeps. Letzterer hilft dir, wenn du etwas anhebst. Möchtest du es aber wieder absetzen, aktivierst du dagegen deinen Trizeps.

KICKS NACH HINTEN

Diese Übung kannst du wirklich immer machen, zum Beispiel beim Kochen oder Telefonieren. Mache die kleinen Kicks immer dann, wenn du gerade daran denkst. So wirst du ganz nebenbei im Rumpfbereich stabiler, du arbeitest an deiner Balance und trainierst deine hinteren Bein- und Gesäßmuskeln.

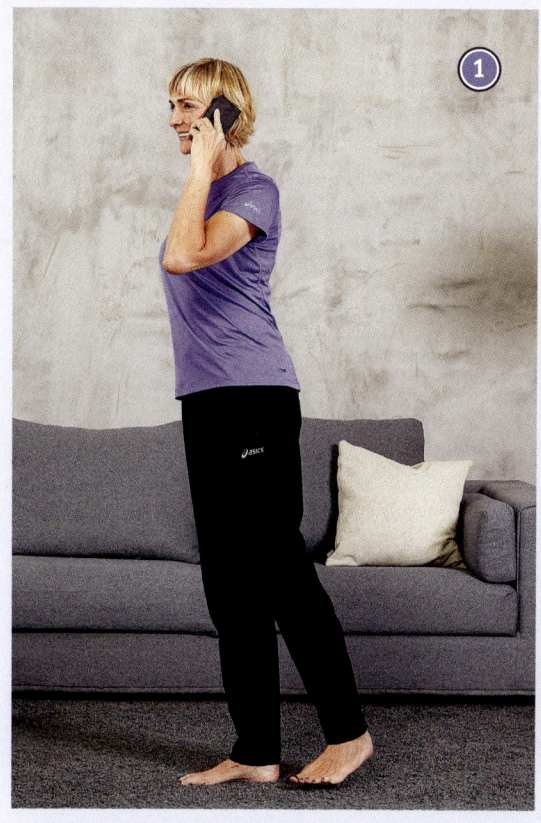
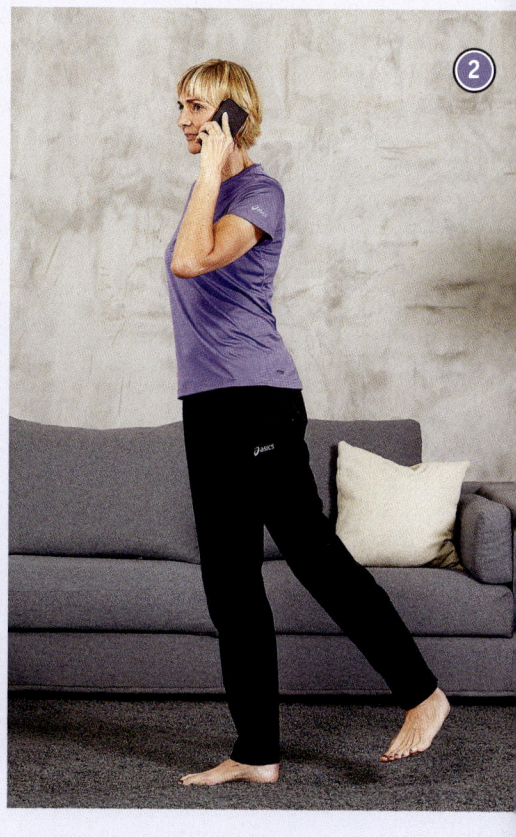

1 | Du stehst ganz locker mit hüftbreit geöffneten Beinen. Mit dem Oberkörper kannst du machen, was auch immer du gerade machst, zum Beispiel telefonieren.

2 | Hebe ein Bein leicht vom Boden ab, und kicke nach hinten.

Wiederhole die Übung im Wechsel auf beiden Seiten einige Male.

! Für diese Übung braucht es keine großen Bewegungen. Tatsächlich liegt die Kraft in der kleinen kontrollierten und schnellen Bewegung des Spielbeins.

EXKURS – RÜCKEN

Unser Rücken muss viel aushalten. Meist belasten wir ihn einseitig mit den immer gleichen Bewegungsabläufen, die wir in der Arbeit und im Alltag vollführen. Das kann sich durch schmerzhafte Verspannungen rächen.

Unser Rücken stellt einen der komplexesten Bereiche unseres Körpers dar. Die Wirbelsäule ermöglicht unseren aufrechten Gang und ist dafür verantwortlich, dass wir unseren Oberkörper losgelöst vom Rest des Körpers in alle möglichen Richtungen wenden und drehen können. Außerdem wirkt sie durch ihre geschwungene Form wie eine Feder und hält dadurch enormen Krafteinwirkungen stand.

Unser Rücken – ein Muskelpaket

Unser Rücken gibt uns Stabilität und macht komplexe Bewegungen durch eine Vielzahl an verschiedenen Muskeln, die dort zusammenarbeiten, erst möglich. Man unterscheidet grundsätzlich zwischen der autochthonen Rückenmuskulatur, die direkt an der Wirbelsäule ansetzt und mit dieser verbunden ist, und der Rumpf-Schultergürtel-Muskulatur, die wiederum auf der tieferen Muskulatur aufliegt. Die autochthone Muskulatur bildet zwei Muskelstränge, die links und rechts an der Wirbelsäule über den gesamten Rücken bis zum Kopf verlaufen. Sie sind somit an jeder Bewegung, die die Wirbelsäule macht, beteiligt. Die oberflächliche Schultergürtel-Muskulatur besteht aus dem Trapezmuskel (*Musculus trapezius*), der vom mittleren Rücken bis über den Nacken verläuft, dem großen und dem kleinen rautenförmigen Muskel (*Musculus rhomboideus major* und *minor*), die unter dem Trapezmuskel liegen und zusammen eine Raute bilden, und dem Schulterblattheber (*Musculus levator scapulae*), der vom ersten und zweiten Halswirbel hinab bis zum Schulterblatt verläuft. Im Rumpfbereich befindet sich außerdem der große Rückenmuskel (*Musculus latissimus dorsi*), der vom Schulterblatt nach unten auf der ganzen Länge der unteren Wirbelsäule verläuft.

GUT ZU WISSEN

Für ein effektives Training der Rückenmuskulatur solltest du wissen, dass sich die oberflächlichen Muskeln direkt trainieren lassen, während die Tiefenmuskulatur nur indirekt angesprochen werden kann, etwa durch spezielle Übungen.

Warum ist ein spezielles Training des Rückens wichtig?

Wenn unsere Rückenmuskulatur trainiert ist, fällt es uns leicht, unseren Körper dauerhaft in einer aufrechten und damit gesunden Position zu halten. Außerdem werden andere

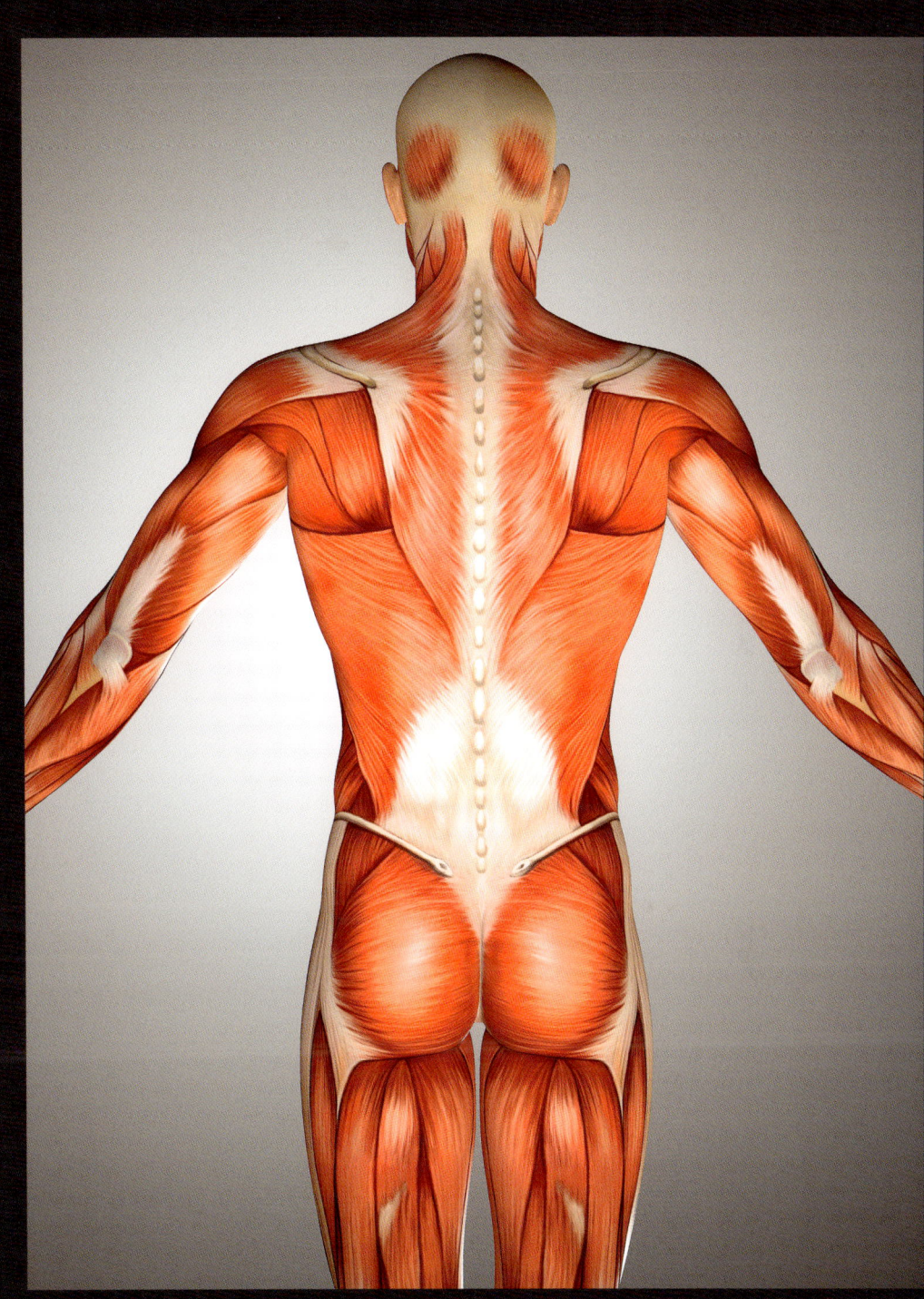

UNSER RÜCKEN besteht aus einer Vielzahl unterschiedlicher Muskeln.

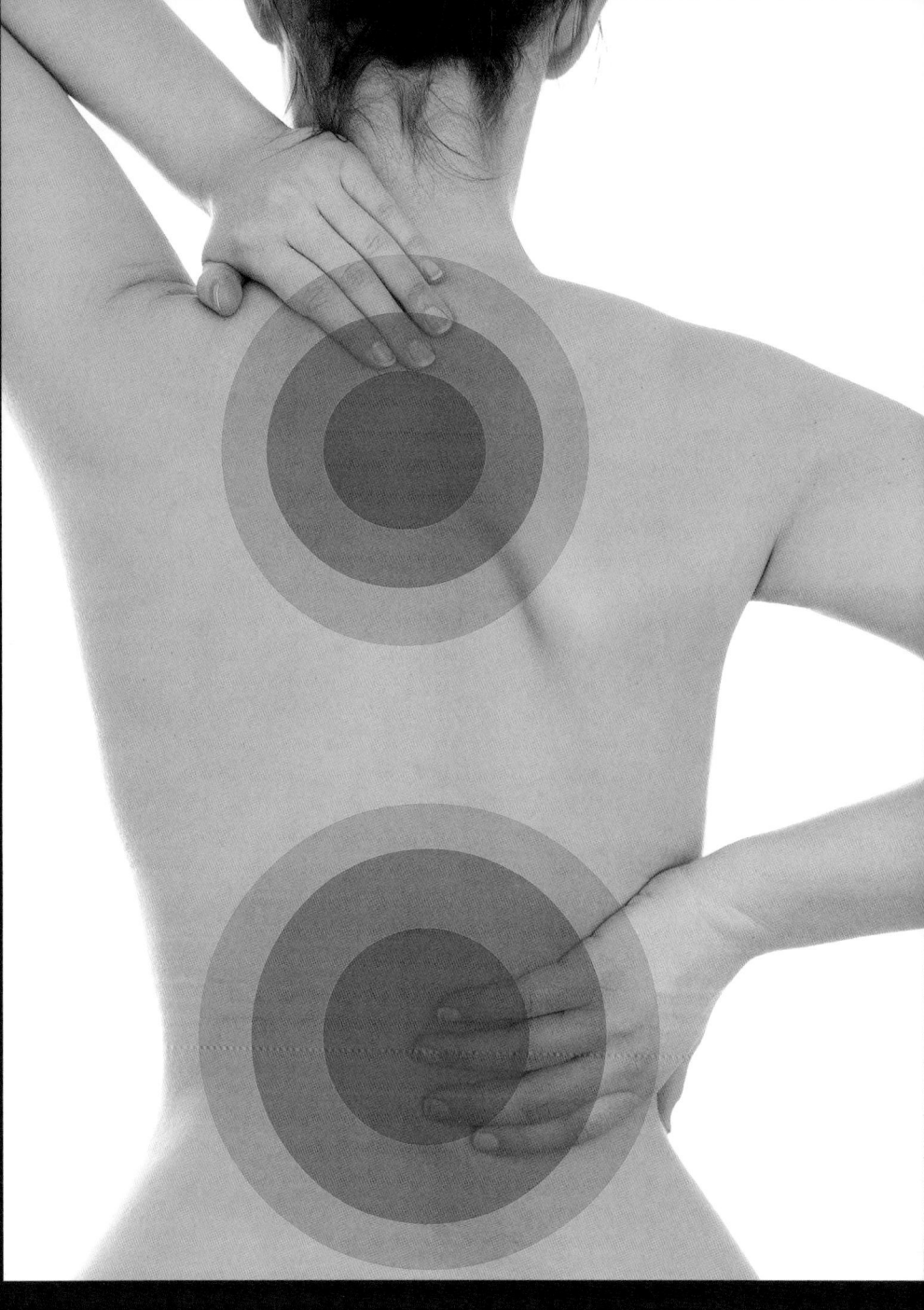

RÜCKENSCHMERZEN KÖNNEN an unterschiedlichen Stellen auftreten, meist sind verspannte

Bereiche des Körpers wie Sehnen, Gelenke und Bandscheiben entlastet, die ansonsten auf Dauer Schaden nehmen könnten. Daher ist es wichtig, die Rückenmuskulatur gezielt zu fordern und so oft wie möglich Übungen und Bewegungen durchzuführen, die unseren Rücken auf eine positive Weise beanspruchen.

Woher kommen Rückenschmerzen?

Unser Rücken besteht also quasi aus purer Muskelmasse. Daher ist es kaum verwunderlich, dass viele Rückenschmerzen von verspannten Muskeln herrühren, die durch eine falsche Haltung oder zu wenig Bewegung hervorgerufen werden. Hab also keine Angst. Gelegentliche Schmerzen im Rücken sind meist nur ein Zeichen deines Körpers, dass er unausgelastet ist; in den seltensten Fällen sind es erste Anzeichen für einen Bandscheibenvorfall. Natürlich kann aber auch eine krankhafte Veränderung des Rückens vorliegen. Wenn du unter Schmerzen leidest und nicht sicher bist, woher diese kommen, wende dich bitte an den Arzt deines Vertrauens. In den meisten Fällen helfen jedoch oft schon leichte und vor allem die richtigen Bewegungen, um dem Schmerz sanft entgegenzuwirken.

Übungen für einen starken Rücken

Natürlich ist es gut, einen starken Rücken zu fördern, bevor erste Schmerzen auftreten. Die folgenden Übungen kannst du also sowohl zur Prävention als auch zur Schmerzbekämpfung anwenden. Im letzten Fall gehe aber behutsam vor, und überanstrenge die bereits gestressten Muskeln nicht.

Wirbelsäule aufrichten

Du sitzt aufrecht an der vorderen Kante eines Stuhls, deine Beine sind leicht geöffnet und stehen fest auf dem Boden. Hebe das Brustbein nach vorne oben an, und ziehe gleichzeitig die Schultern von den Ohren weg nach unten hinten. Bleibe trotzdem in der Schulterpartie möglichst locker. Fasse mit den Händen unter die Sitzfläche des Stuhls, und drücke von unten dagegen. Halte die Spannung für einen Moment, und entspanne dich dann wieder. Wiederhole die Übung einige Male.

Unterarmstütz

Du liegst mit dem Bauch nach unten auf dem Boden. Winkle die Arme an, und bringe die Unterarme ganz nah an deinen Oberkörper. Stelle die Zehen auf, spanne deinen Körper an, und stütze dich auf den Unterarmen nach oben, sodass dein gesamter Körper in der Luft ist. Achte darauf, dass dein Körper möglichst gerade ist und dass nicht der Po nach oben geht. Halte die Spannung für einen Moment, und komme dann wieder auf den Boden. Wiederhole die Übung einige Male.

Becken heben

Du liegst mit dem Rücken auf dem Boden, deine Hände liegen an deinen Seiten, die Handflächen zeigen nach unten. Stelle die Beine auf, und bringe nun den Po nach oben, sodass dein Oberkörper und dein Rumpf mit deinen Oberschenkeln eine Linie bilden. Halte die Spannung für einen Moment, und lege deinen Po dann wieder ab. Widerhole die Übung einige Male.

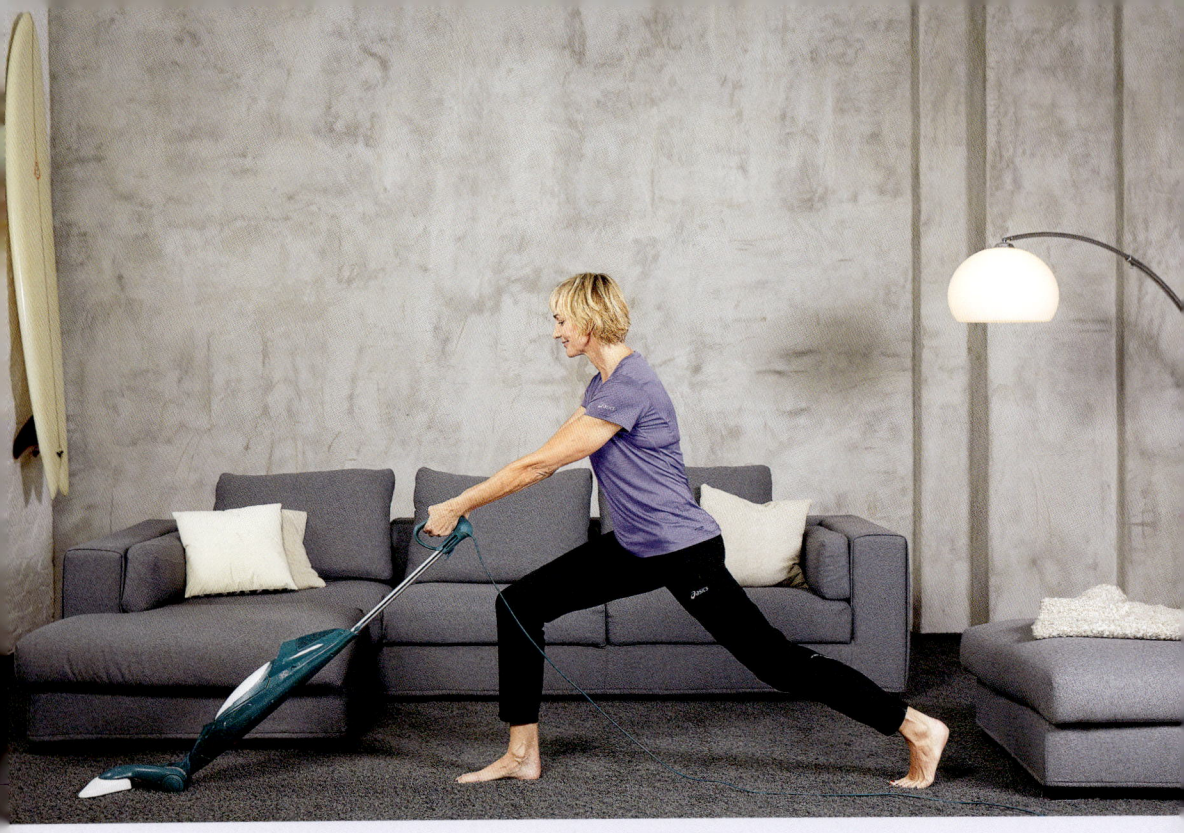

AUSFALLSCHRITT BEIM STAUBSAUGEN

Staubsaugen an sich macht eher weniger Spaß. Mit den passenden Übungen kombiniert, lassen sich dabei gleich verschiedenste Muskelpartien mit trainieren, sodass die Energie nicht verschwendet ist. Mit diesem tiefen Ausfallschritt trainierst du etwa die Gesäß- und Oberschenkel- sowie die Bauchmuskulatur. Durch das Schieben des Staubsaugers kommen noch Oberarme und Schultern dazu.

Gehe in einen tiefen Ausfallschritt. Das vordere Knie soll dabei nicht über die Fußspitzen hinausreichen. Der Oberkörper ist aufrecht, der Rücken gerade. Ziehe die Schultern von den Ohren weg nach unten hinten. Bleibe trotzdem in der Schulterpartie möglichst locker. Aktiviere die Bauchmuskulatur, und schiebe den Staubsauger mit beiden Händen weit von dir weg. Gehe dabei mit dem geraden Oberkörper mit nach vorne.

Komme wieder zur Ausgangsposition zurück, und wiederhole die Übung auf der anderen Seite.

Wiederhole die Übung im Wechsel auf beiden Seiten einige Male.

SUMO-KNIEBEUGE

Normale Kniebeugen kennst du sicher schon, aber kennst du auch Kniebeugen im Sumo-Style? Die funktionieren nicht nur bei einer Sumo-Kämpfer-Figur und straffen wunderbar Po und Oberschenkel. Bei dieser Variante werden außerdem die Oberarme und Schultern trainiert.

1 | Du stehst mit etwas mehr als schulterbreit geöffneten Beinen. Deine Füße zeigen leicht nach außen, und dein Rücken ist gerade. Spanne mit den Händen ein zusammengerolltes Handtuch über dem Kopf. Ziehe die Schultern von den Ohren weg nach unten hinten.

2 | Beuge nun die Knie so tief, wie es für dich angenehm ist und du den Oberkörper noch aufrecht halten kannst. Halte die Spannung einen Moment, komme dann wieder nach oben.

Wiederhole die Übung einige Male.

! Gehe wirklich nur so tief in die Kniebeuge, dass es zwar anstrengend, aber nicht schmerzhaft ist. Höre auf deinen Körper – er sagt dir, was ihm guttut und was zu viel ist.

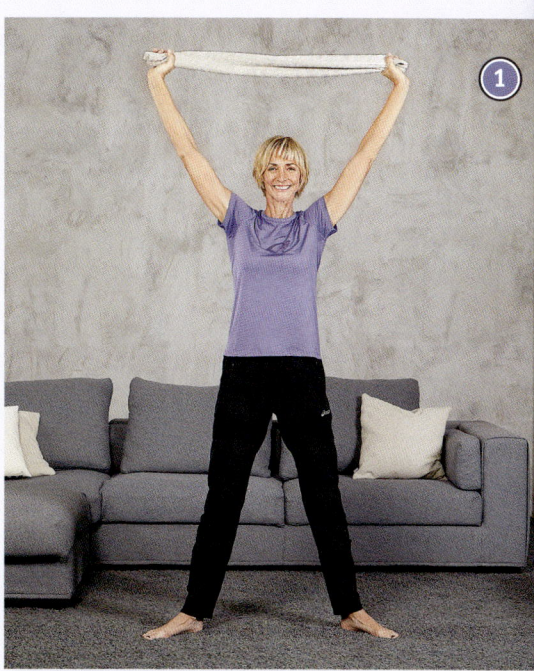

— GUT ZU WISSEN —

Achte darauf, dass dein Rücken gerade und dein Oberkörper aufgerichtet ist. So wird der Druck auf deine gesamte Wirbelsäule verteilt und konzentriert sich nicht auf eine Stelle.

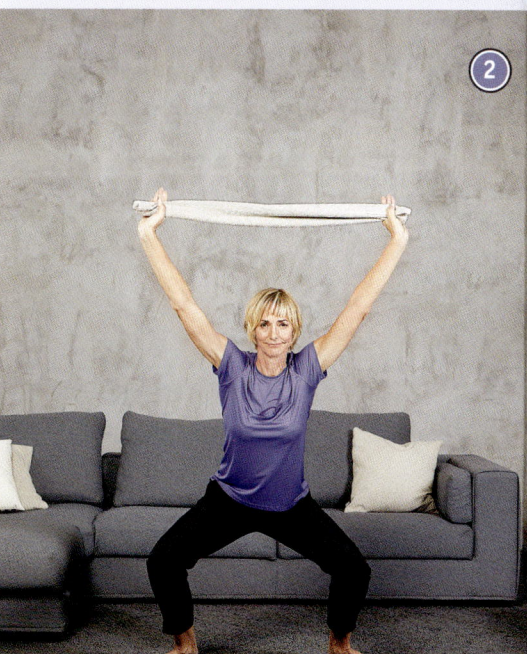

EINBEINSTAND

Auch bei dieser Übung liegt der Fokus auf den Beinen. Eine Hand hast du dabei zum Beispiel zum Telefonieren frei. Mit dem Einbeinstand trainierst du sowohl die Beinmuskulatur von Stand- und Spielbein als auch deine Rumpfmuskulatur, die dafür zuständig ist, das Gleichgewicht zu halten.

Du stehst mit hüftbreit geöffneten Beinen. Dein Rücken ist gerade. Ziehe die Schultern von den Ohren weg nach unten hinten. Bleibe trotzdem in der Schulterpartie möglichst locker. Hebe nun ein Bein vor deinen Körper, indem du das Knie in einem 90°-Winkel beugst.

Drücke mit der freien Hand von oben gegen das Knie, und halte mit dem Bein dagegen. Halte die Spannung für einige Atemzüge.

Wiederhole die Übung im Wechsel auf beiden Seiten einige Male.

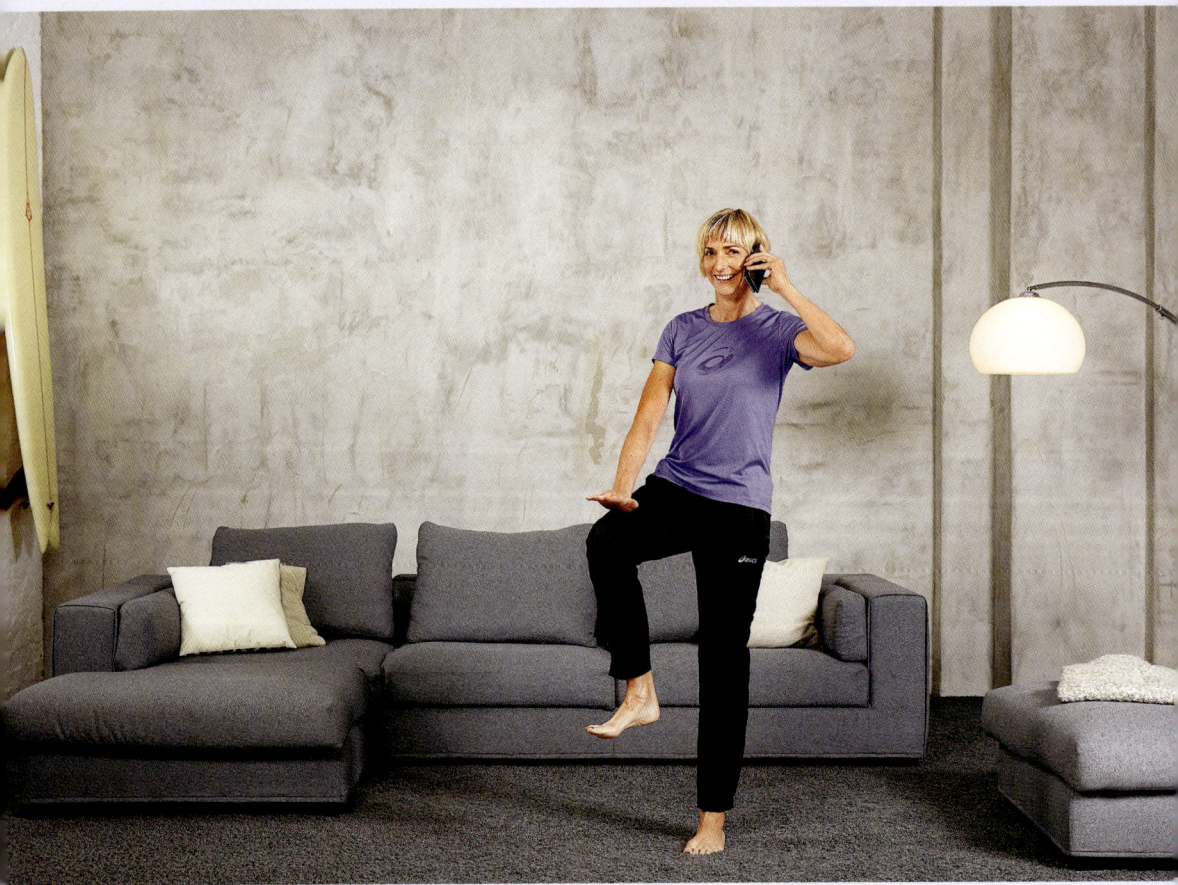

SUPERMAN

Der Traum, sich einmal wie ein Superheld zu fühlen, kennt jeder. Mit dieser Übung wird er wahr, und gleichzeitig trainierst du einen Großteil deiner Rückenmuskulatur sowie den Po und die Rückseite der Oberschenkel (den Beinbizeps). Abgehoben habe ich in der Übung aber leider noch nie.

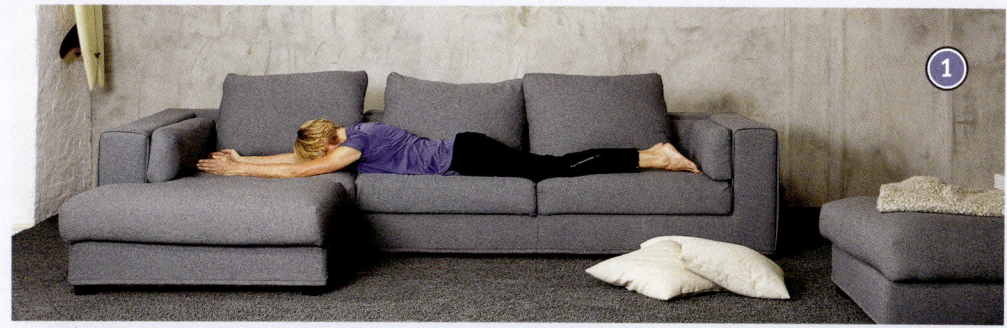

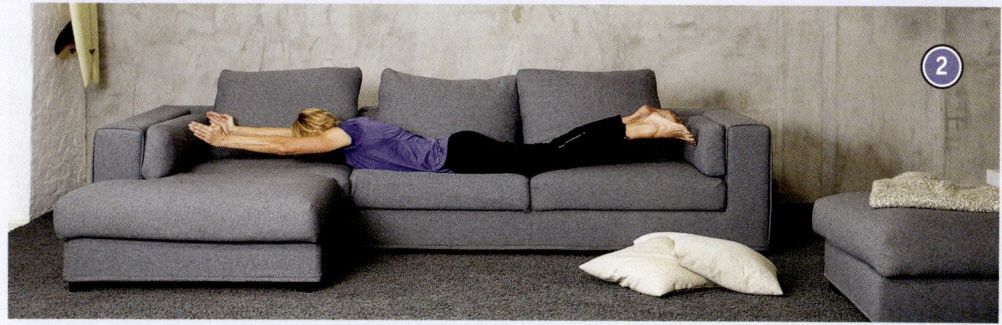

1| Lege dich mit dem Bauch auf den Boden oder eine andere gerade Unterlage. Strecke die Arme über dem Kopf aus, wobei sie zu einem leichten V geöffnet sind. Strecke auch die Beine nach hinten aus. Dein Kopf blickt Richtung Boden.

2| Hebe nun langsam Arme und Beine etwas vom Boden ab, und halte die Position für einige Atemzüge. Lege Arme und Beine dann wieder ab.

Wiederhole die Übung einige Male.

! Es ist wichtig, dass dein Kopf die gesamte Zeit nach unten blickt, damit nicht der Nacken und die Wirbelsäule überdehnt wird. Mache die Übung ganz langsam, es geht nicht um Geschwindigkeit.

FLASCHENLIFT NACH VORNE

Dieser Flaschenlift geht ähnlich einfach wie der seitliche. Hierbei wird aber vor allem der Trizeps gestärkt.

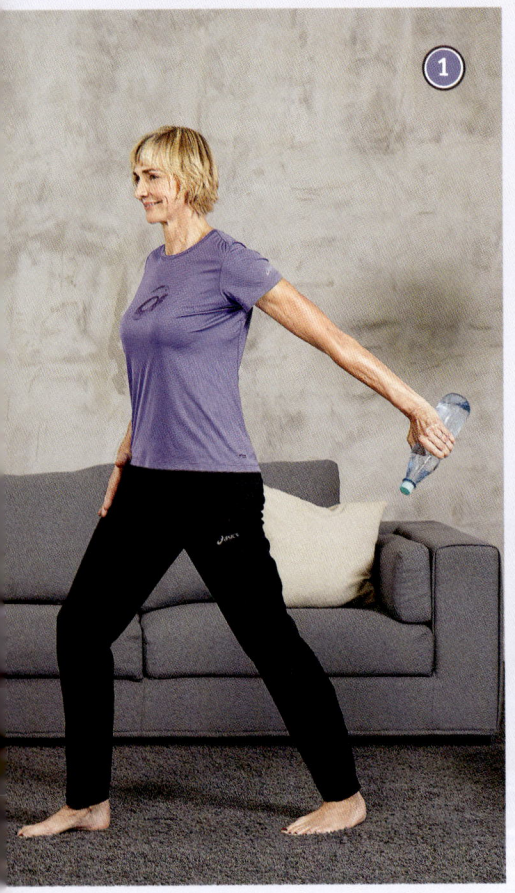
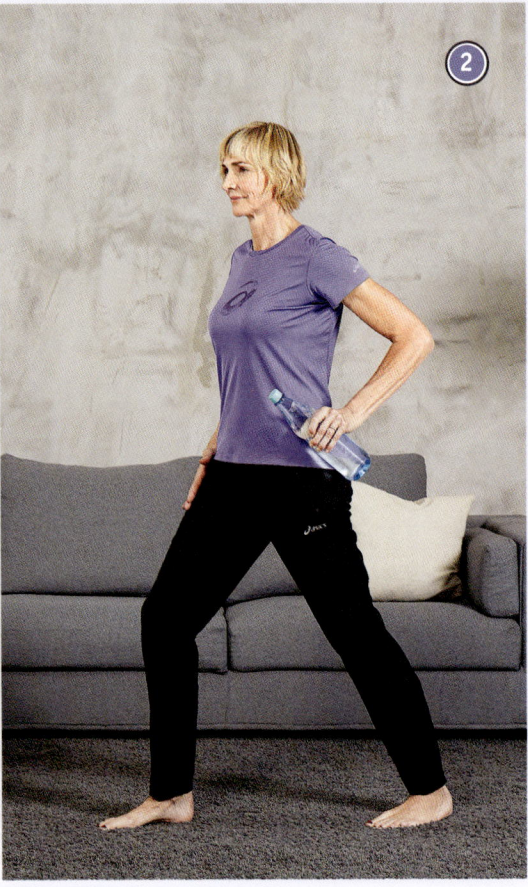

1 | Gehe in einen Ausfallschritt. Der Oberkörper ist aufrecht, der Rücken gerade. Ziehe die Schultern von den Ohren weg nach unten hinten. Bleibe trotzdem in der Schulterpartie möglichst locker. Auf der Seite des hinteren Beins hältst du eine Flasche in der Hand. Strecke diesen Arm nach hinten unten.

2 | Lass den Oberarm in dieser Position, während du den Unterarm anwinkelst und so die Flasche nach vorne auf Hüfthöhe bringst.

Wiederhole die Übung im Wechsel auf beiden Seiten einige Male.

SEITLICHER FLASCHENLIFT

Wasserflaschen sind die perfekten Gewichte für kleine Armübungen. Schnapp dir zwei Flaschen mit 0,75 oder einem Liter Fassungsvermögen, und leg los – zum Beispiel mit diesen Seit-Lifts. Dabei trainierst du vor allem deine Schultern.

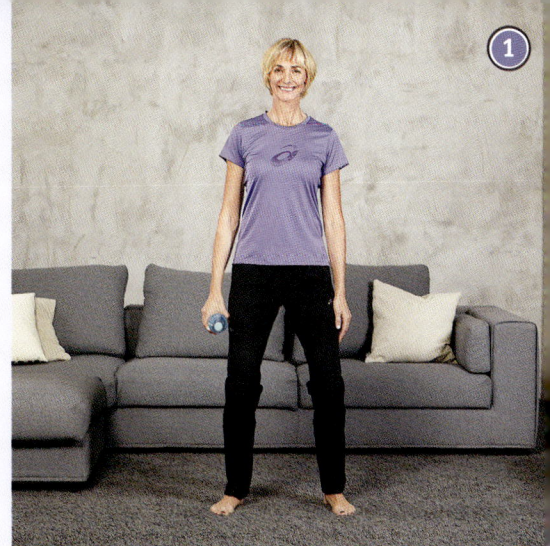

1 | Du stehst mit hüftbreit geöffneten Beinen. Die Knie sind leicht gebeugt, und dein Rücken ist gerade. Ziehe die Schultern von den Ohren weg nach unten hinten. Bleibe trotzdem in der Schulterpartie möglichst locker. In einer Hand hältst du eine Flasche, die Arme hängen zunächst entspannt herab.

2 | Nun hebe den Arm mit der Flasche seitlich an, bis er auf Schulterhöhe ist. Er ist komplett ausgestreckt. Halte die Spannung einen Moment, und senke dann den Arm langsam wieder über die Seite nach unten.

Wiederhole die Übung im Wechsel auf beiden Seiten einige Male.

ALTERNATIV kannst du die Übung natürlich auch beidseitig mit zwei Flaschen durchführen.

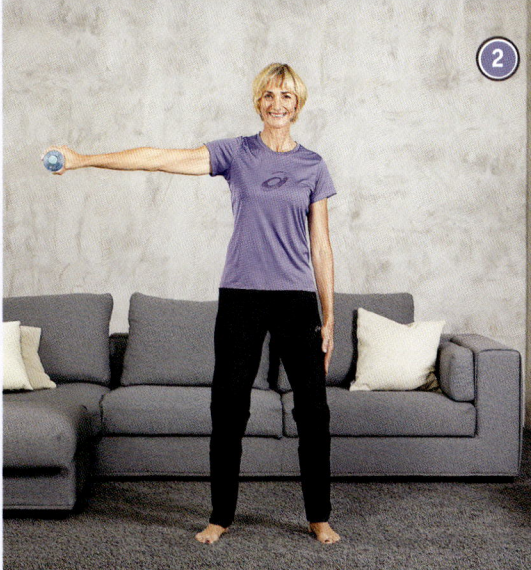

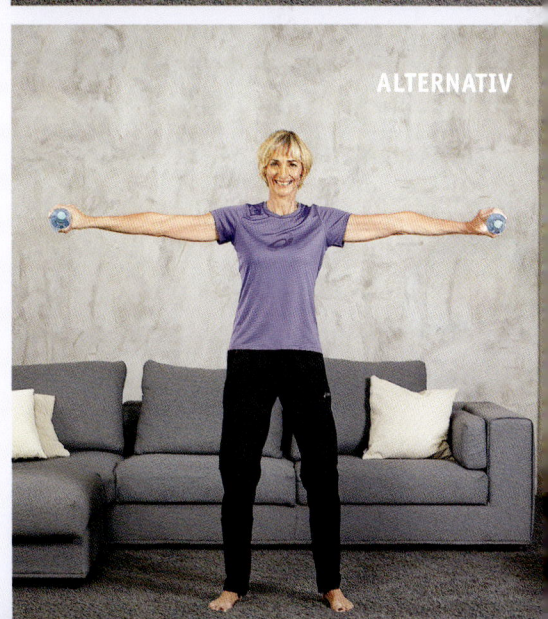

ALTERNATIV

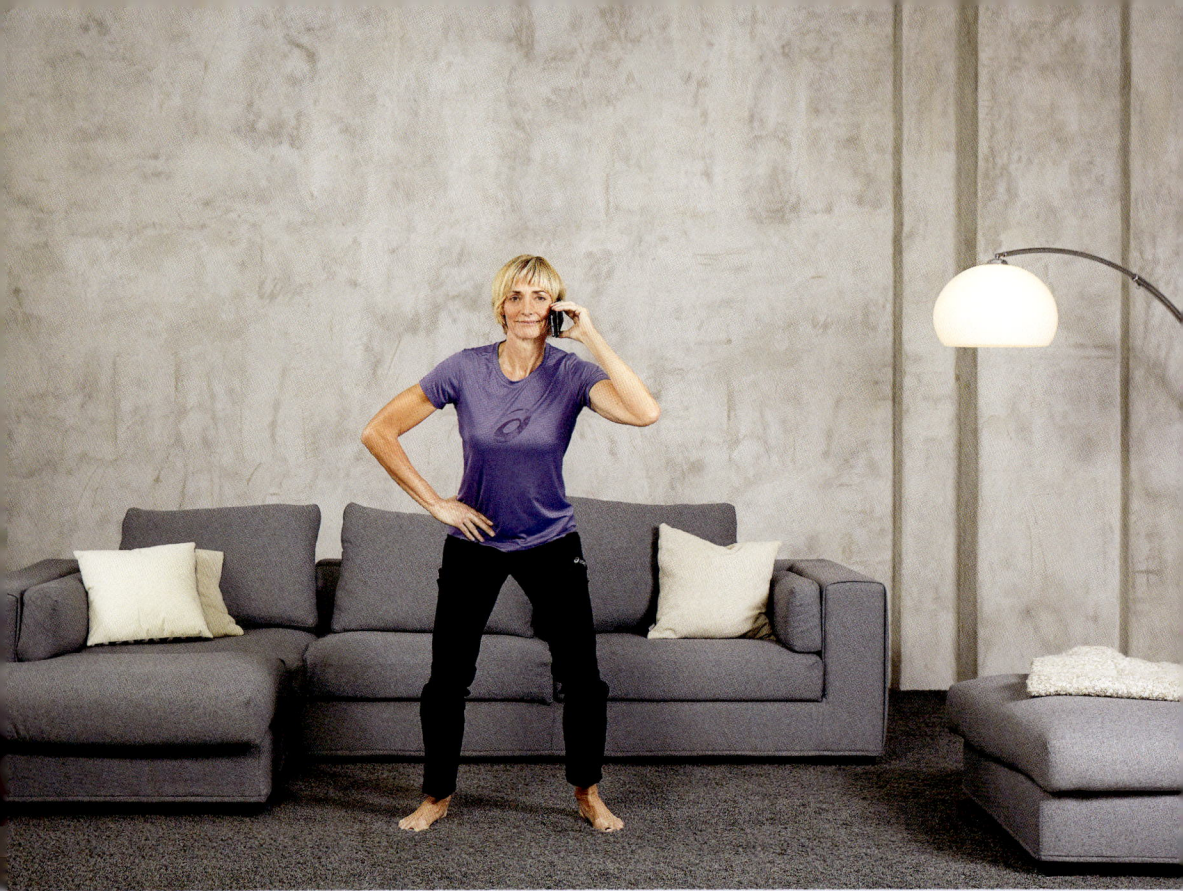

SUMO-FEDER

Vielleicht hast du den Sumo in dir schon mit der Sumo-Kniebeuge (s. S. 71) entdeckt. Diese
Übung ist der Kniebeuge ähnlich, da du die gleiche Position einnehmen musst; allerdings
liegt der Schwerpunkt hier neben dem Aufbau der Gesäß- und Oberschenkelmuskulatur
besonders auf der Dehnung der Hüfte. Da du bei dieser Übung die Hände frei hast, kannst du
auch wunderbar nebenbei telefonieren.

Du stehst mit etwas mehr als schulterbreit
geöffneten Beinen. Deine Füße zeigen leicht
nach außen, und dein Rücken ist gerade. Ziehe
die Schultern von den Ohren weg nach unten
hinten. Die Hände legst du entweder locker auf
den Hüften ab, oder du machst etwas nebenbei, zum Beispiel telefonieren. Beuge nun
die Knie so tief, wie es für dich angenehm ist

und du den Oberkörper noch aufrecht halten
kannst. Halte die Spannung einen Moment, und
wippe leicht auf und ab, um die Dehnung in
der Oberschenkelinnenseite zu intensivieren.
Komme dann wieder nach oben.

Wiederhole die Übung einige Male.

HANDTUCH-LATZUG

Diese Übung ist sehr effektiv, wenn du deinen oberen Rückenbereich stärken möchtest. Außerdem trainierst du deinen Bizeps, also den vorderen Oberarmmuskel.

1| Du stehst mit hüftbreit geöffneten Beinen. Die Knie sind leicht gebeugt, und dein Rücken ist gerade. Spanne mit den Händen ein zusammengerolltes Handtuch über dem Kopf. Ziehe die Schultern von den Ohren weg nach unten hinten.

2| Bringe das Handtuch langsam hinter deinen Kopf, bis deine Hände auf Schulterhöhe sind. Ziehe dabei die Arme aktiv auseinander. Halte die Spannung für einige Atemzüge, und bringe dann die Arme wieder nach oben über den Kopf.

Wiederhole die Übung einige Male.

● GUT ZU WISSEN

Im Fitnessstudio wird der Latzug mit Gewichten durchgeführt, um einen breiten oberen Rücken zu trainieren. Bei dieser Variante stärkst du deine Rückenmuskulatur, ohne dich »aufzupumpen«.

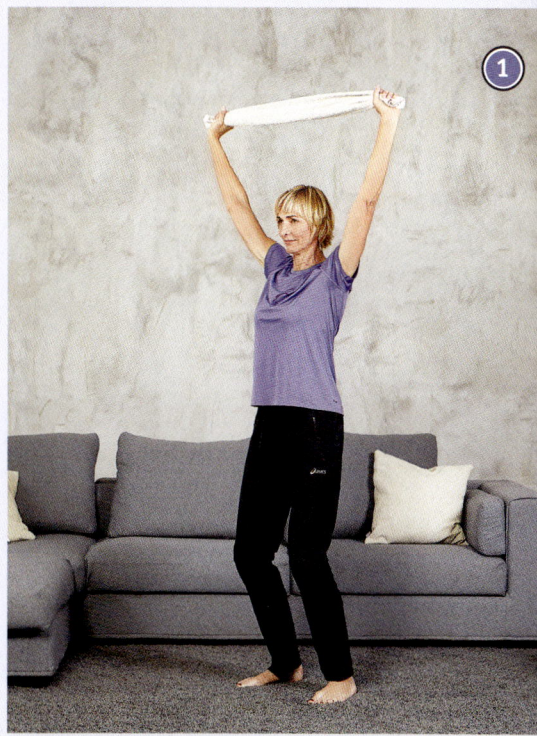

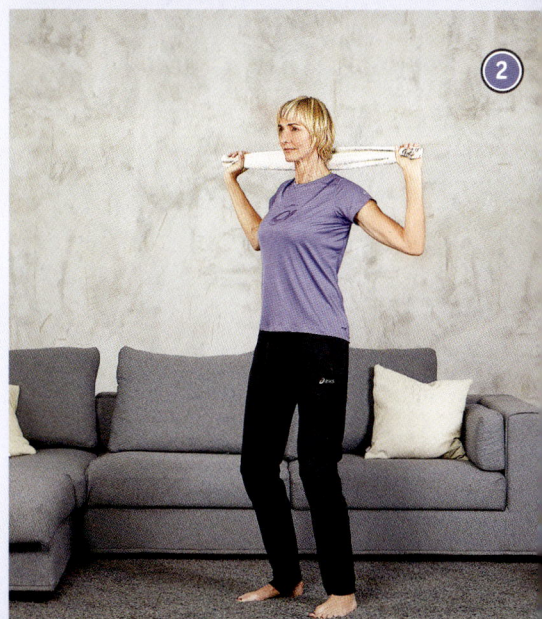

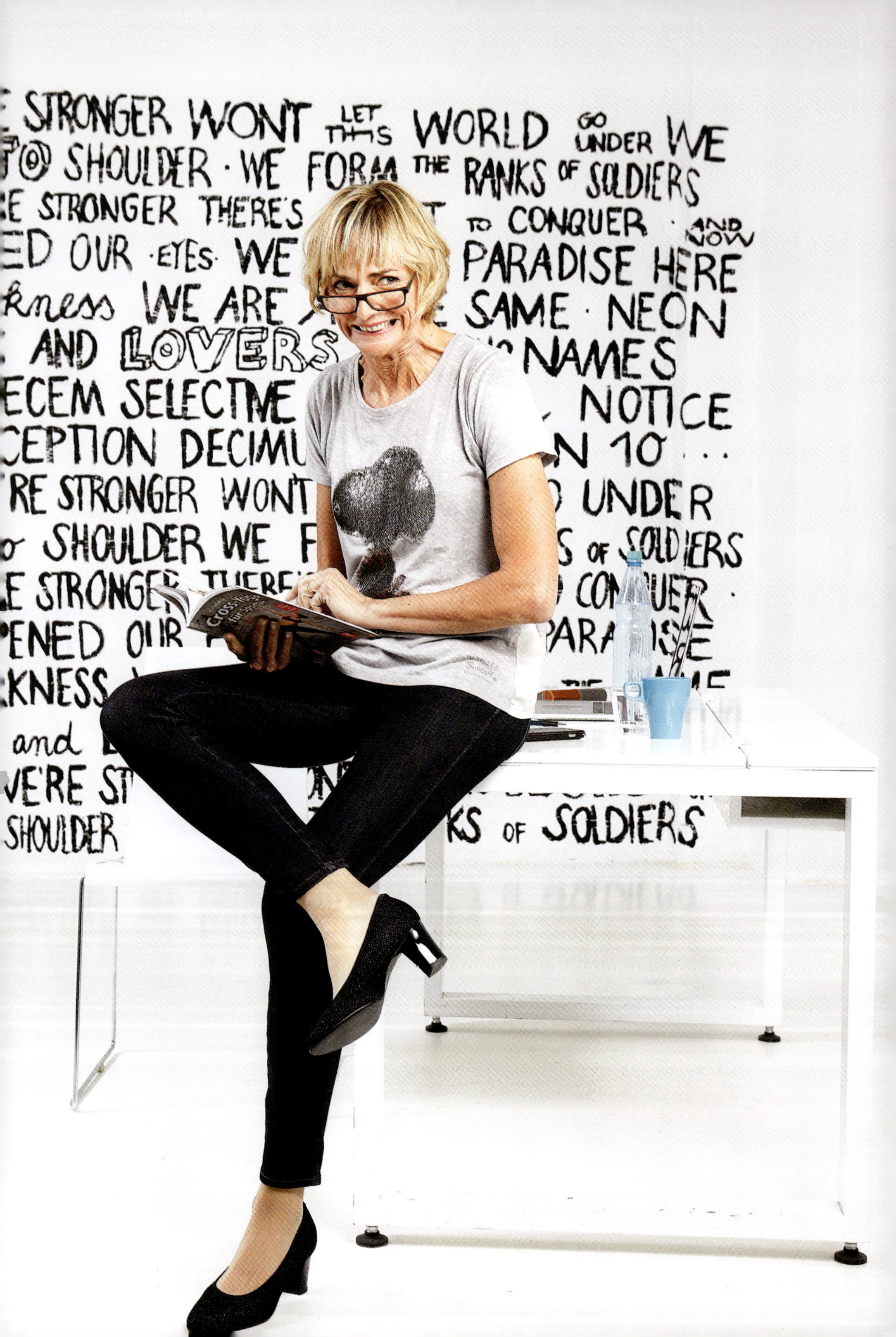
STRONGER WONT LET THIS WORLD GO UNDER WE
SHOULDER · WE FORM THE RANKS OF SOLDIERS
STRONGER THERE'S
TO CONQUER · AND NOW
ED OUR · EYES · WE
PARADISE HERE
kness WE ARE
SAME · NEON
AND LOVERS
NAMES
ECEM SELECTIVE
NOTICE
CEPTION DECIMU
N 10 . . .
RE STRONGER WONT
UNDER
SHOULDER WE
S OF SOLDIERS
E STRONGER
PENED OUR
PARADISE
KNESS
and
VE'RE
SHOULDER
KS OF SOLDIERS

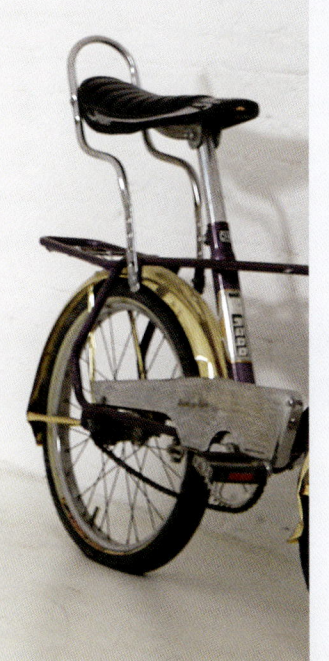

ÜBUNGEN FÜRS BÜRO

DIE ARBEIT IM BÜRO IST FÜR UNSEREN KÖRPER EINE BELASTUNG. DIESE ÜBUNGEN ENTLASTEN IHN.

Wenn du einen Bürojob hast, kennst du sicher das Problem. Man sitzt stundenlang in ein und derselben Haltung vor dem Computer. Dabei sinken die Schultern nach vorne, sodass man völlig verkrampft dasitzt. Beim Aufstehen merkt man erst, was man dabei dem Rücken antut. Daher ist es wichtig, dass du regelmäßig aufstehst und dich etwas bewegst. Die folgenden Übungen helfen dir dabei, im Büro in Bewegung zu bleiben.

SCHULTERKREISEN

Diese Übung lockert deine Schultern und den Nacken und hält dich im oberen Rückenbereich beweglich. Sie ist daher perfekt für zwischendurch, wenn deine Schultern durch das Arbeiten am Computer schon ganz steif sind. Außerdem fördert der Richtungswechsel beim Drehen deine Koordination.

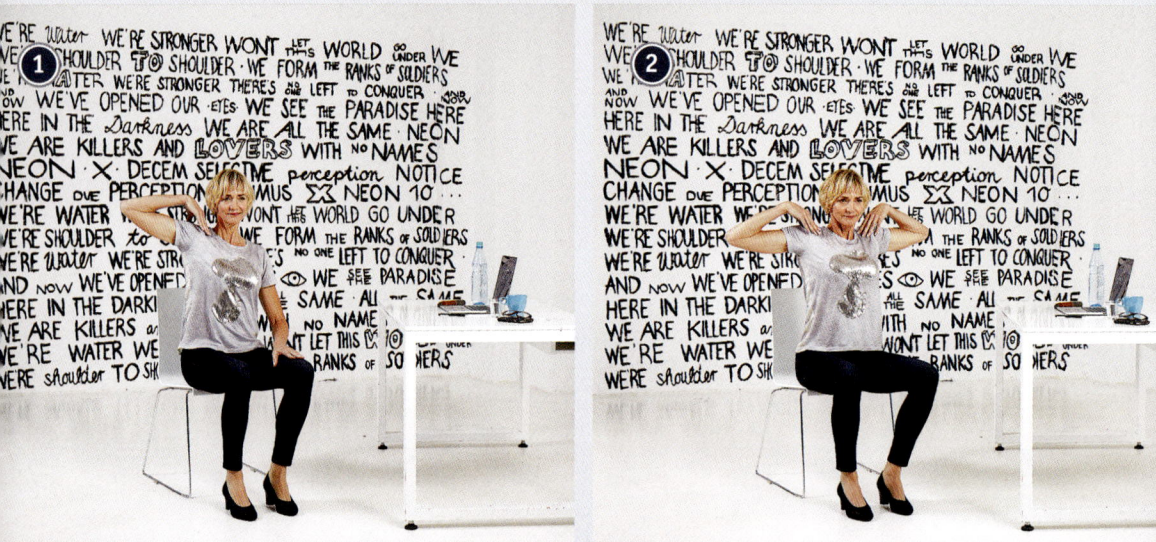

1 | Du sitzt aufrecht an der vorderen Kante deines Stuhls, deine Beine sind leicht geöffnet und stehen fest auf dem Boden. Lege deine Hände jeweils auf die dazugehörige Schulter ab, die Ellbogen zeigen auf Schulterhöhe nach außen. Ziehe die Schultern von den Ohren weg nach unten hinten. Bleibe trotzdem in der Schulterpartie möglichst locker. Mache nun abwechselnd mit dem linken und dem rechten Ellbogen kleine Kreise. Wechsle dabei auch die Drehrichtung.

2 | Dann kreise mit beiden Ellbogen gleichzeitig in die eine oder andere Richtung. Du kannst sie auch gegeneinander kreisen lassen.

ALTERNATIV kannst du auch die Arme öffnen, sodass sie mit den Schultern eine Linie bilden. Die Handflächen zeigen nach unten. Die Schultern bleiben weiterhin entspannt unten. Nun zeichne mit den Händen kleine Kreise in die Luft. Wechsle auch hier die Richtung, oder kreise beide Arme gegeneinander.

⬤ GUT ZU WISSEN ⬤

Diese Übung wird auch oft im Yoga
angewendet. Denn sie lockert nicht nur
die Schultern, sondern sorgt auch für
eine gute Durchblutung und eine tiefere
Atmung – für den Yogi in dir.

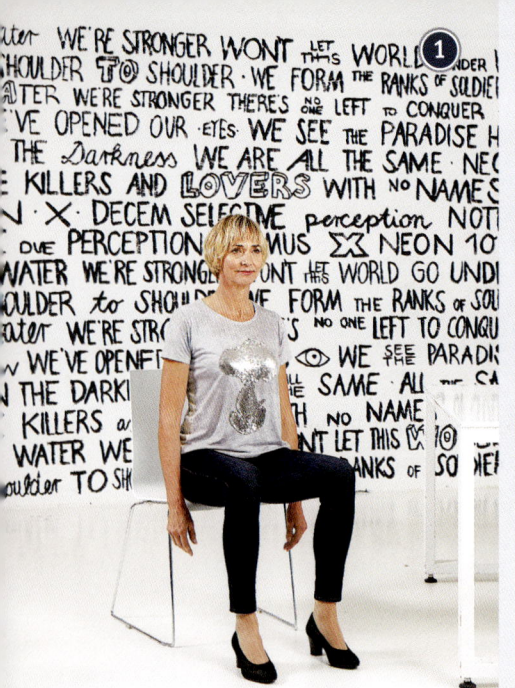
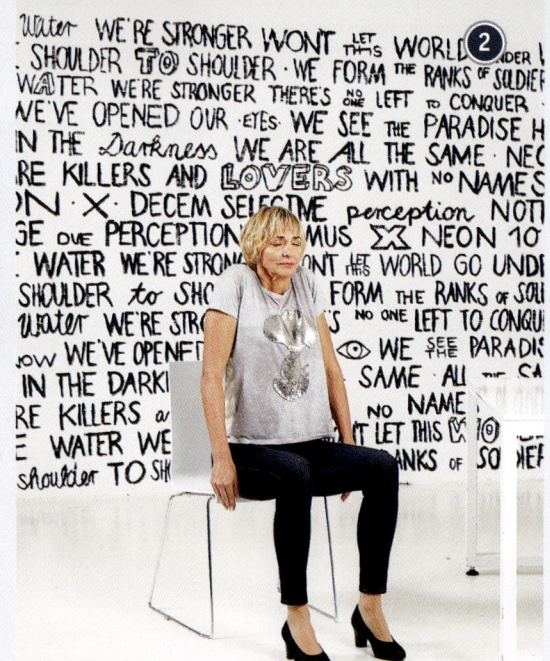

SCHULTER-LIFT

Durch das Hochziehen und Anspannen der Schultern wird zunächst die unnatürlich ver-
krampfte Haltung, die man oft bei der Büroarbeit einnimmt, noch verstärkt. Durch das plötz-
liche Loslassen entspannen sich dein oberer Rücken und die Schulterregion dann aber umso
effektiver. Verspannungen können sich lösen.

1 | Du sitzt aufrecht an der vorderen Kante
deines Stuhls, deine Beine sind leicht geöffnet und stehen fest auf dem Boden. Deine
Hände hängen entspannt herab.

2 | Atme tief ein und ziehe dabei die Schul-
tern ganz nah an deine Ohren. Halte die
Spannung und die Luft in dieser Position für
einen Moment. Atme dann in einem Stoß
aus, und lass gleichzeitig die Schultern locker
nach unten fallen.

Wiederhole die Übung einige Male.

● ══════ **GUT ZU WISSEN** ══════

Eigentlich sollst du ja die Schultern
möglichst weit von den Ohren entfernt
halten, um Verspannungen vorzubeugen.
In dieser Übung ist die »falsche« Haltung
noch zu etwas gut.

═══════════════════════════════ ●

ÄPFEL PFLÜCKEN

Durch das lange Strecken lockerst du deine Schulterpartie und löst unangenehme Verspannungen im ganzen Rücken. Du kannst die Übung auch wunderbar zu Beginn deines Arbeitstags machen, um aufzuwachen und deinen Körper im Vorfeld etwas zu lockern.

1| Du sitzt aufrecht an der vorderen Kante deines Stuhls, deine Beine sind leicht geöffnet und stehen fest auf dem Boden. Strecke deine Arme senkrecht über deinen Kopf. Ziehe die Schultern von den Ohren weg nach unten hinten. Bleibe trotzdem in der Schulterpartie möglichst locker. Schiebe nun einen Arm nach oben, und mache dich auf dieser Seite so lang wie möglich. Greife mit dieser Hand nach einem imaginären »Apfel«.

2| Komme wieder in die Ausgangsposition, strecke nun den anderen Arm möglichst weit nach oben, und greife mit dieser Hand zu.

Wiederhole die Übung im Wechsel auf beiden Seiten einige Male.

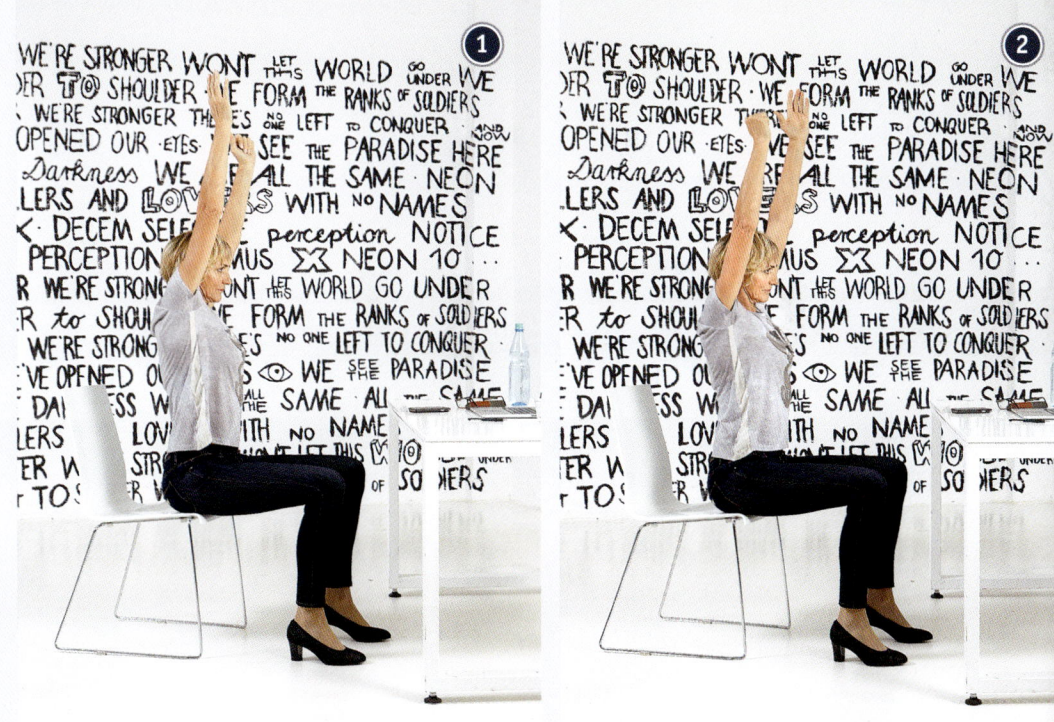

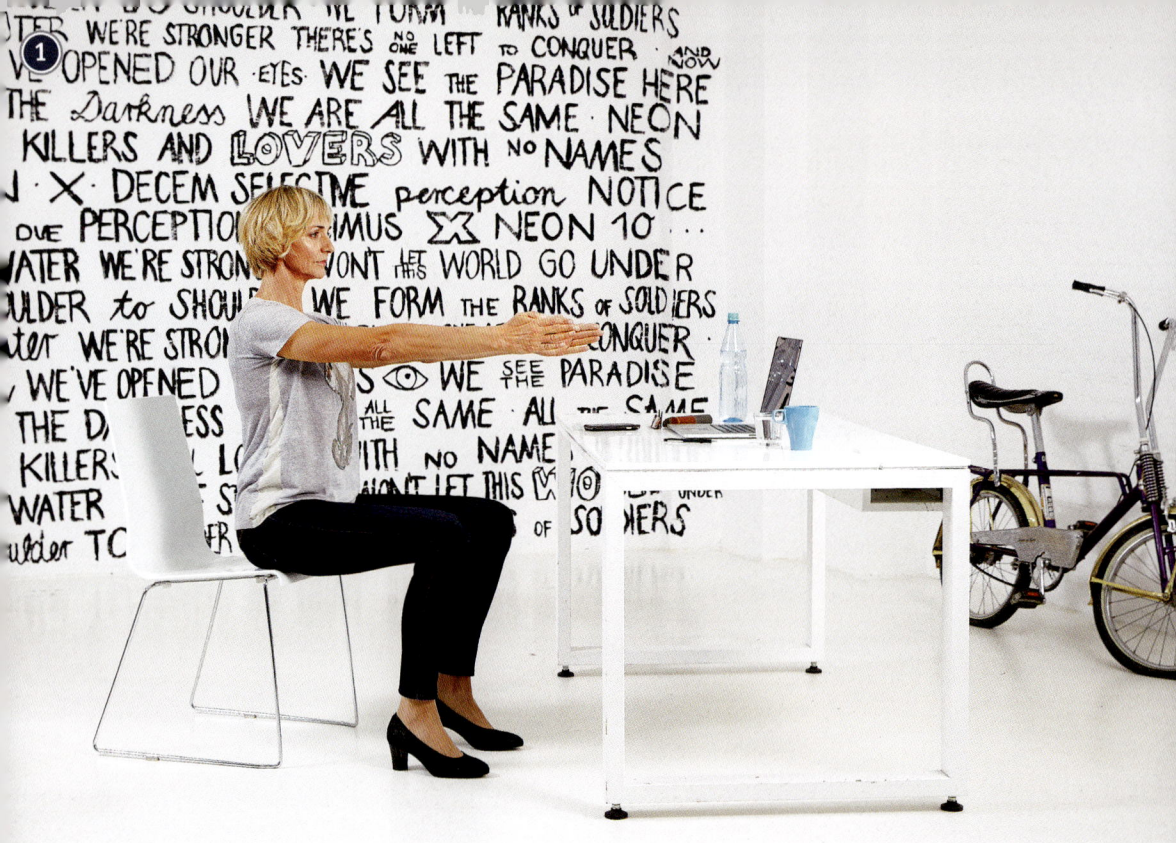

BRUSTKORB WEITEN

Wenn du müde bist und das Gefühl hast, nicht mehr genug Sauerstoff zur Verfügung zu haben, hilft diese Übung. Der Brustkorb wird geweitet, und du kannst wieder besser durchatmen.

1| Du sitzt aufrecht an der vorderen Kante deines Stuhls, deine Beine sind leicht geöffnet und stehen fest auf dem Boden. Deine Arme sind auf Brusthöhe nach vorne ausgestreckt, die Handflächen zeigen zueinander. Ziehe die Schultern von den Ohren weg nach unten hinten. Bleibe trotzdem in der Schulterpartie möglichst locker.

2| Öffne nun die Arme zur Seite, bis sie mit den Schultern eine Linie bilden. Bringe nun in ganz kleinen pulsierenden Bewegungen die Schulterblätter immer wieder zusammen. Mache diese Übung für einige Atemzüge.

3| Bringe nun die Arme hinter den Körper auf Höhe des Pos, und verzahne die Finger ineinander, die Fingerknöchel zeigen nach unten. Ziehe nun die Arme und Schultern aktiv nach unten, und baue so eine Dehnung auf. Halte die Spannung einen Moment, und entspanne dich dann wieder.

Wiederhole die gesamte Übung einige Male.

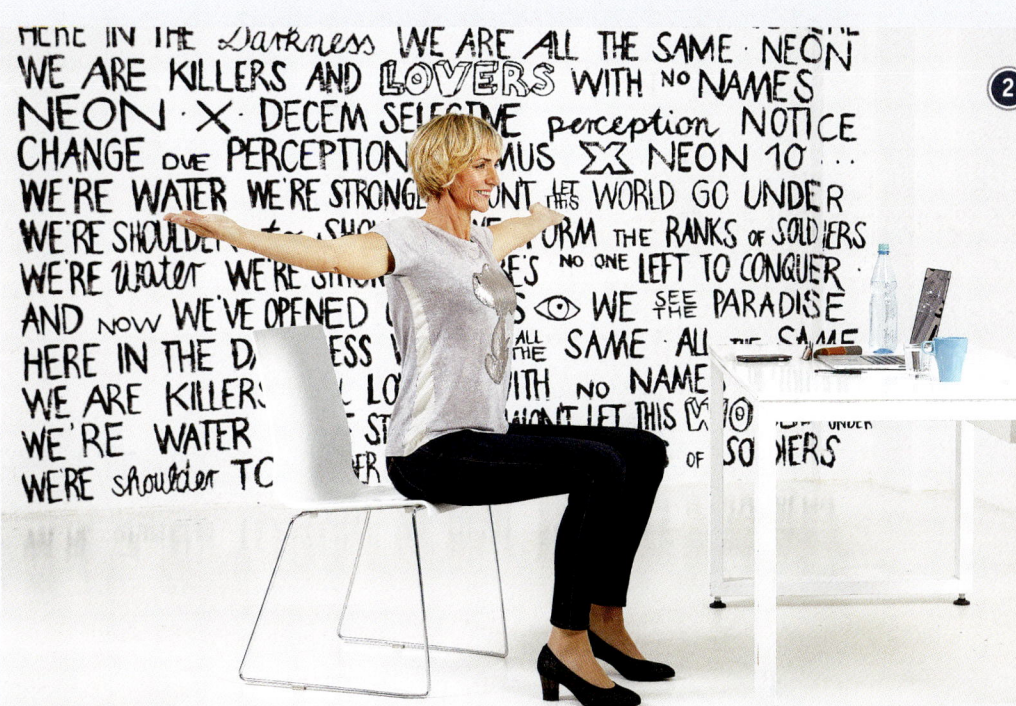

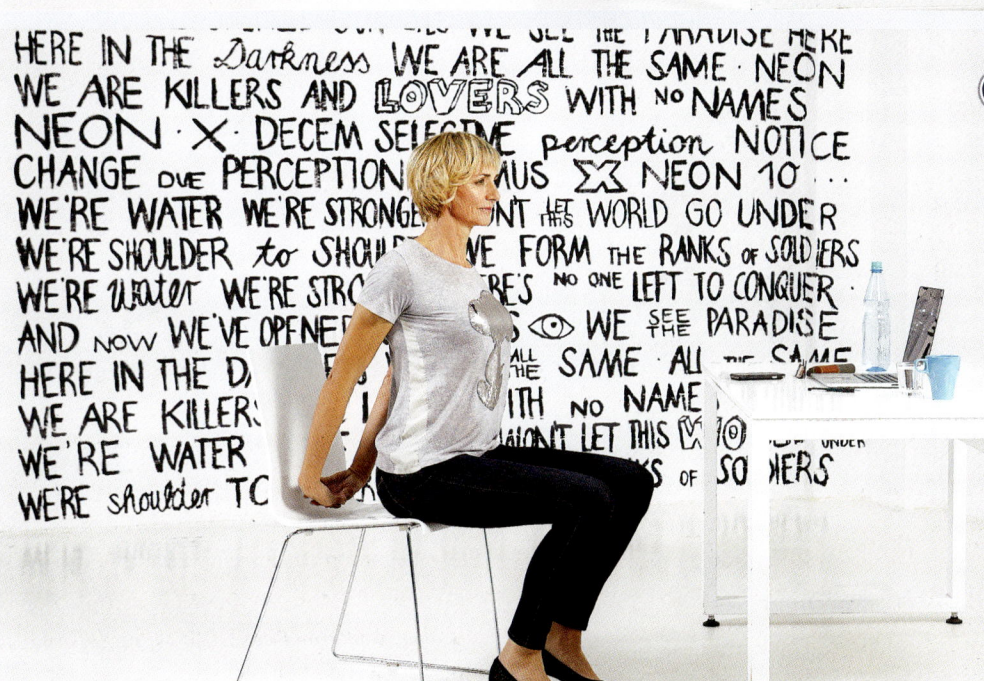

EXKURS – HALTUNG

Ich erwische mich oft dabei, dass ich über meinen Arbeitsplatz gebeugt sitze oder etwas schief dastehe. Viele Menschen haben eine falsche Haltung. Aber wie sieht sie eigentlich aus, die richtige Haltung? Und wie erreiche ich sie?

Sie kommen so häufig vor, dass Haltungsfehler fast schon die Norm und leider nicht die Ausnahme sind. Fast jeder Mensch hat einen Rundrücken, ein Hohlkreuz oder eine nach rechts oder links verschobene Wirbelsäule. Umso mehr ist es wichtig, dass wir auf unsere Körperhaltung achten, denn so können wir uns viel Ärger mit dem Rücken ersparen.

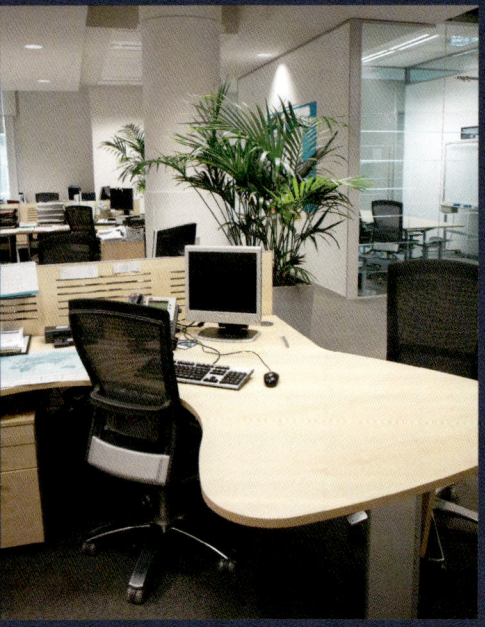

EIN GUT eingerichteter Arbeitsplatz unterstützt eine gute Haltung.

Wie vermeiden wir eine falsche Haltung?

Eine Körperhaltung, die uns schadet, hängt oft mit schlechten Gewohnheiten zusammen. Wenn wir vor dem Computer sitzen, beugen wir zum Beispiel gern unsere Schultern nach vorne, der Hals wird überstreckt, damit wir auf den Bildschirm schauen können. Diese Position ist denkbar schlecht für den Rücken, Schmerzen sind auf Dauer vorprogrammiert. Da wir's aber gern bequem haben und unsere Muskeln im Rumpfbereich oft nicht fit sind, fallen wir immer wieder in diese Position zurück. Wie du es bereits erahnt hast – Bewegung ist auch hier das Zauberwort. Wenn wir unsere Bauch- und Rückenmuskulatur gezielt trainieren, fällt uns eine gesunde, aufrechte Haltung nicht schwer. Diese Muskulatur verschafft uns die nötige Stabilität, um ganz ohne Anstrengung aufrecht durchs Leben zu gehen.

Die positiven Effekte einer gesunden Haltung

Durch eine aufrechte, aber unangestrengte Haltung verbessern sich gleich mehrere Prozesse in unserem Körper: Wir können besser durchatmen, der Stoffwechsel wird angeregt, und wir sind dadurch generell

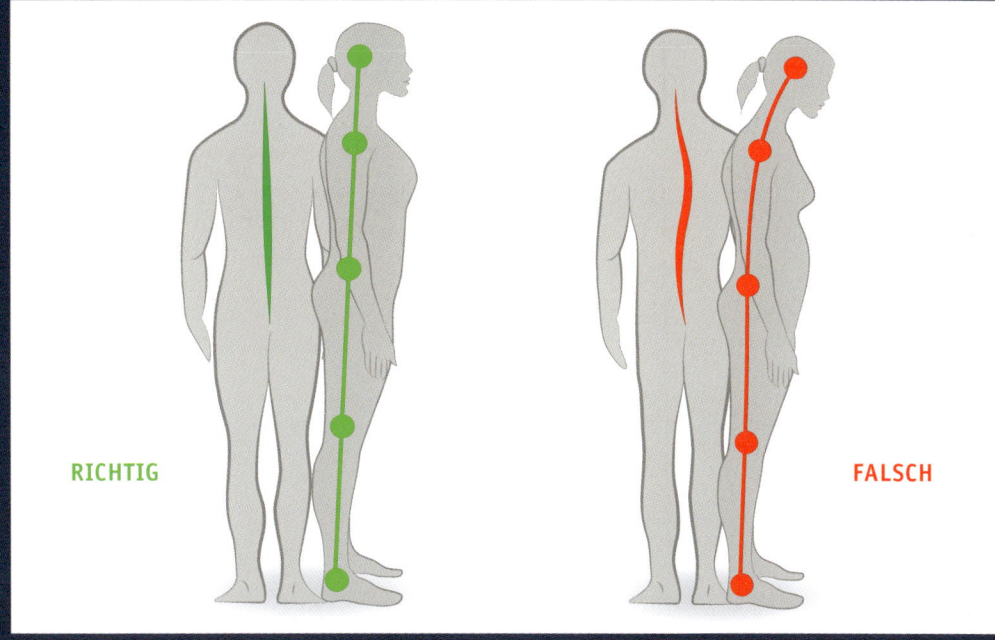

RICHTIG

FALSCH

DIE RICHTIGE Haltung tut nicht nur dem Rücken gut, sondern streckt auch optisch.

wacher. Beschwerden im Rücken durch eine einseitige Belastung wird vorgebeugt oder entgegengewirkt. Und zu guter Letzt wirkt sich eine aufrechte Haltung auch auf unsere innere Einstellung aus – wir gehen positiver an Aufgaben heran.

Übungen für eine gesunde Haltung

Hier habe ich dir zwei kleine Übungen zusammengestellt, mit denen du deine Bauchmuskulatur trainierst – diese ist besonders wichtig für eine stabile Körpermitte:

Beine heben im Liegen

Lege dich ausgestreckt auf den Rücken, deine Hände liegen an den Seiten an, Handflächen zeigen nach unten. Hebe ein Bein langsam vom Boden ab, und ziehe es zur Brust hin, indem du das Knie beugst. Lege es dann wieder ab, und ziehe das andere Bein Richtung Brust. Wiederhole die Übung wechselseitig einige Male.

Beine wiegen

Lege dich auf den Rücken, und stelle die Beine auf. Die Knie berühren sich. Deine Hände liegen ganz bequem an deinen Seiten, die Handflächen zeigen nach unten. Neige nun die Knie zusammen auf eine Seite hin zum Boden. Dein Rücken berührt dabei die ganze Zeit vollflächig den Boden. Bringe nun die Knie wieder zur Mitte. Neige die Knie anschließend zur anderen Seite. Wiederhole die Übung wechselseitig einige Male.

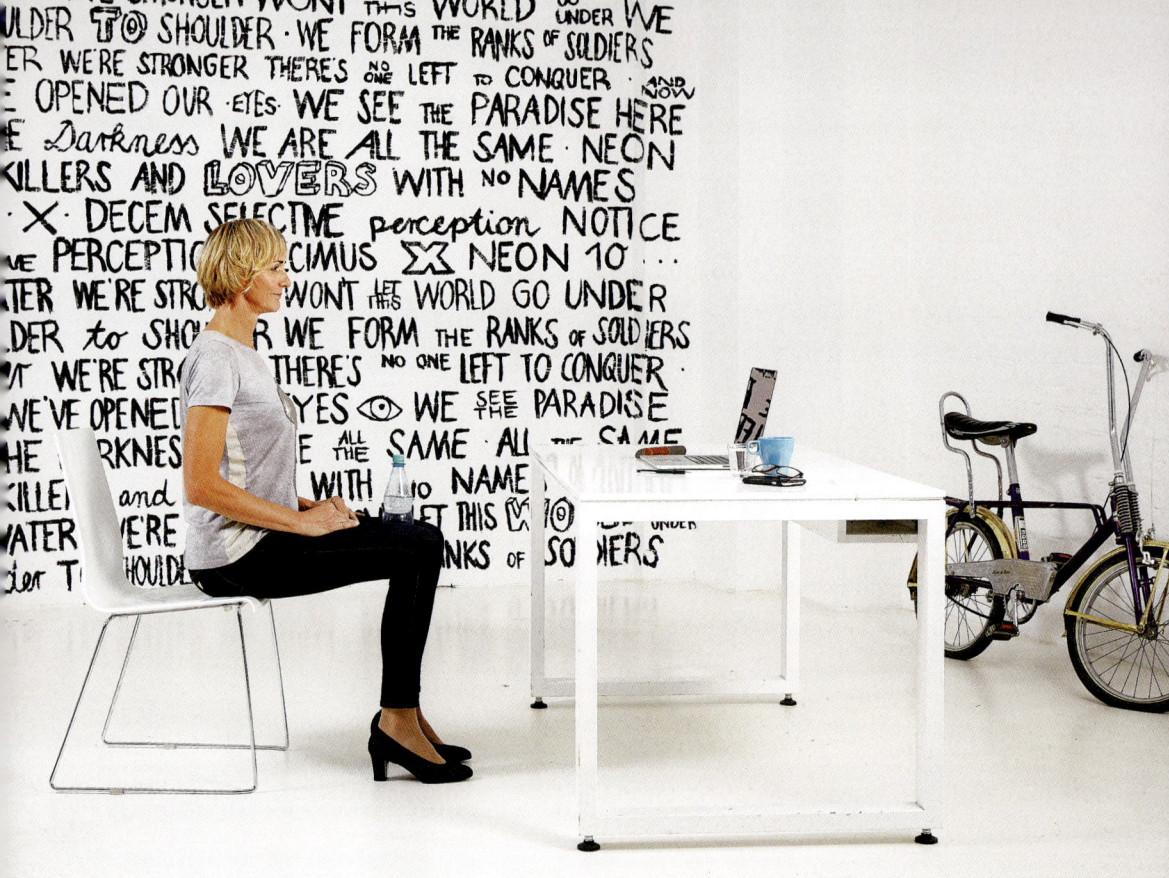

BEINPRESSE 1

Für diese Übung brauchst du eine Wasserflasche oder einen ähnlich großen Gegenstand. Du trainierst dabei deine Oberschenkel- und Bauchmuskulatur.

Du sitzt aufrecht an der vorderen Kante deines Stuhls, deine Beine stehen fest auf dem Boden. Deine Hände liegen locker auf den Oberschenkeln ab. Auf Höhe der Knie hältst du zwischen den Beinen eine Wasserflasche. Ziehe die Schultern von den Ohren weg nach unten hinten. Bleibe trotzdem in der Schulterpartie möglichst locker.

Presse nun die Knie fest zusammen, spanne dabei auch deine Bauchmuskulatur an. Halte die Spannung für einen Moment, und lass dann wieder locker.

Wiederhole die Übung einige Male.

! Du kannst wahlweise auch die Flasche
● zwischen deinen Beinen rollen, indem du jeweils ein Knie leicht nach vorne schiebst.

BEINPRESSE 2

Ähnlich wie bei der Beinpresse 1 (s. S. 88) werden bei dieser Übung Oberschenkelinnenseiten und Bauchmuskulatur trainiert. Hinzu kommt, dass dieses Mal auch deine Oberarme mitarbeiten. Außerdem können sich Blockaden in der Schambeinfuge lösen.

1 | Du sitzt aufrecht an der vorderen Kante deines Stuhls, deine Beine stehen fest auf dem Boden. Deine Hände liegen locker an den Innenseiten deiner Knie. Ziehe die Schultern von den Ohren weg nach unten hinten. Bleibe trotzdem in der Schulterpartie möglichst locker. Presse nun die Knie fest zusammen, und drücke mit den Händen dagegen, spanne dabei auch deine Bauchmuskulatur an. Halte die Spannung für einen Moment, und lass dann wieder locker. Wiederhole die Übung einige Male.

ALTERNATIV kannst du dich auch nach vorne beugen und deinen Unterarm zwischen die Knie klemmen. Presse nun die Knie fest zusammen, halte die Spannung einen Moment und lass dann wieder locker. Wiederhole auch diese Übung einige Male.

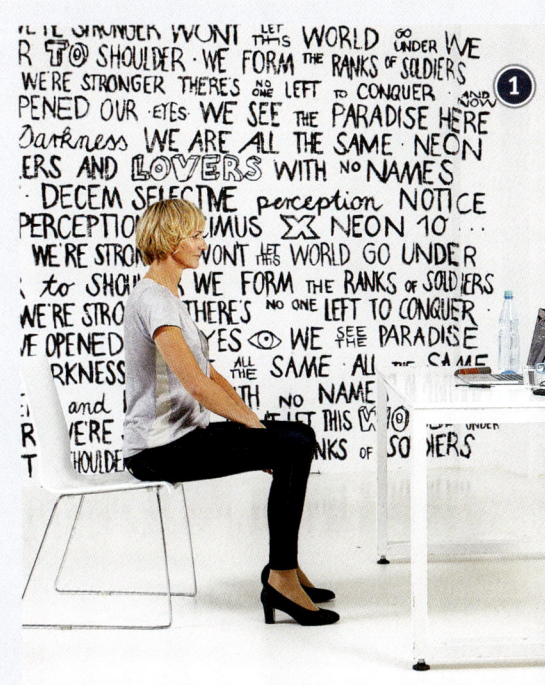

☺ ═══ GUT ZU WISSEN ═══

Eine ISG-Blockade ist oft Ursache für Schmerzen im unteren Rückenbereich. Diese Übung kann dabei Abhilfe verschaffen. Dabei werden das Iliosakralgelenk und die Schambeinfuge gedehnt.

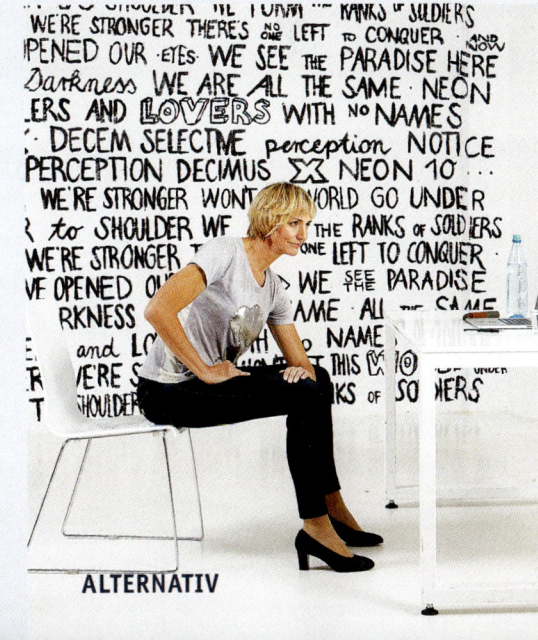

ALTERNATIV

SITZ-WALKING

Deine Beine bleiben die meiste Zeit völlig unbewegt, wenn du am Schreibtisch arbeitest. Durch diese Übung werden sie wieder durchblutet, und du trainierst ein bisschen Oberschenkel- und Rumpfmuskulatur.

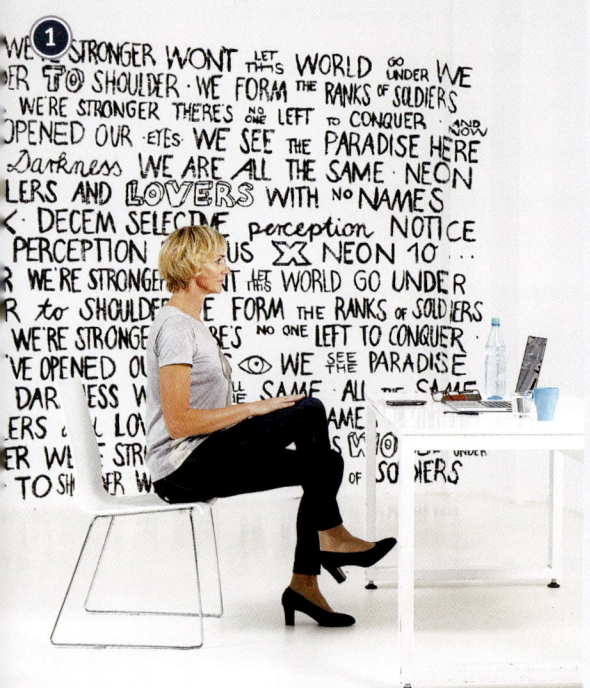

1| Du sitzt aufrecht an der vorderen Kante deines Stuhls, deine Beine sind leicht geöffnet und stehen fest auf dem Boden. Deine Hände liegen locker auf den Oberschenkeln ab. Ziehe die Schultern von den Ohren weg nach unten hinten. Bleibe trotzdem in der Schulterpartie möglichst locker. Hebe nun ein Bein leicht an, als würdest du im Sitzen einen Schritt machen.

2| Stelle das Bein wieder ab, und hebe gleichzeitig das andere Bein an.

»Gehe« so für eine Weile im Sitzen.

ACHTEN SCHREIBEN

Durch diese Übung förderst du sowohl deine Konzentration als auch deine Balance und Koordination – alles Dinge, die du im Arbeitsalltag gut gebrauchen kannst.

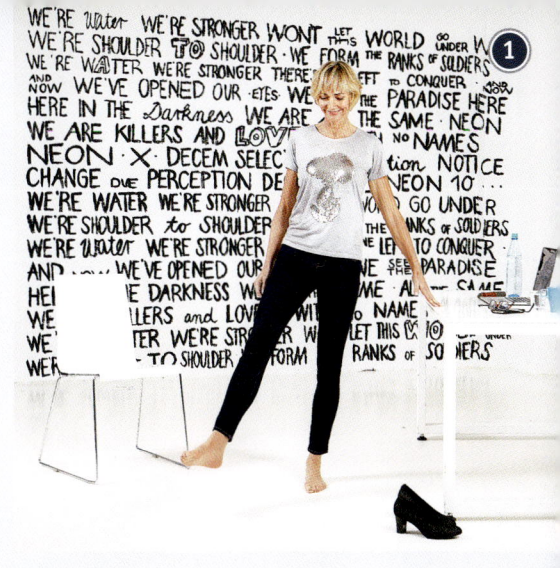

1| Du stehst mit hüftbreit geöffneten Beinen. Dein Rücken ist gerade. Du kannst dich nach Bedarf am Tisch oder an einem Stuhl festhalten, um die Balance zu halten. Ziehe die Schultern von den Ohren weg nach unten hinten. Bleibe trotzdem in der Schulterpartie möglichst locker.

2| Male mit dem Fuß neben dich eine große Acht in die Luft, das Bein und der Fuß bleiben dabei gestreckt.

Mache dies für eine Weile, und wechsle dann zur anderen Seite.

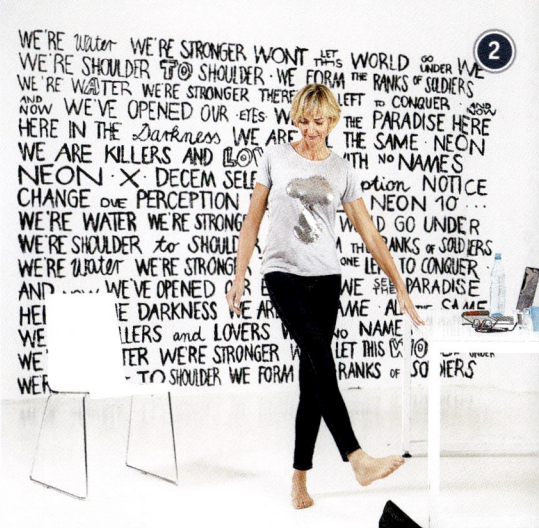

GUT ZU WISSEN

Wir konzentrieren uns nur sehr selten gezielt auf unsere Füße und ihre Feinmotorik. Diese Übung stellt die Verbindung wieder her und sorgt für ein besseres Körpergefühl.

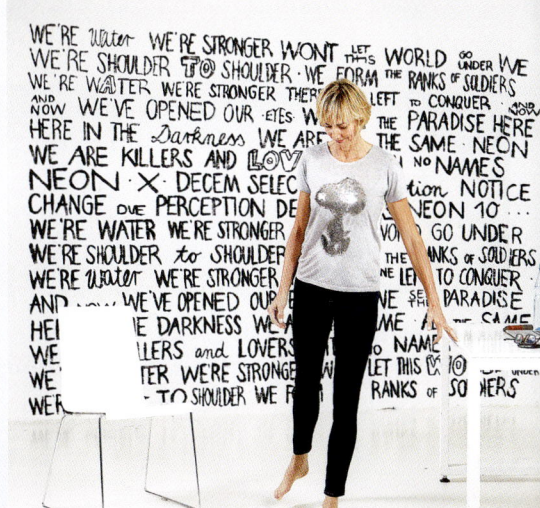

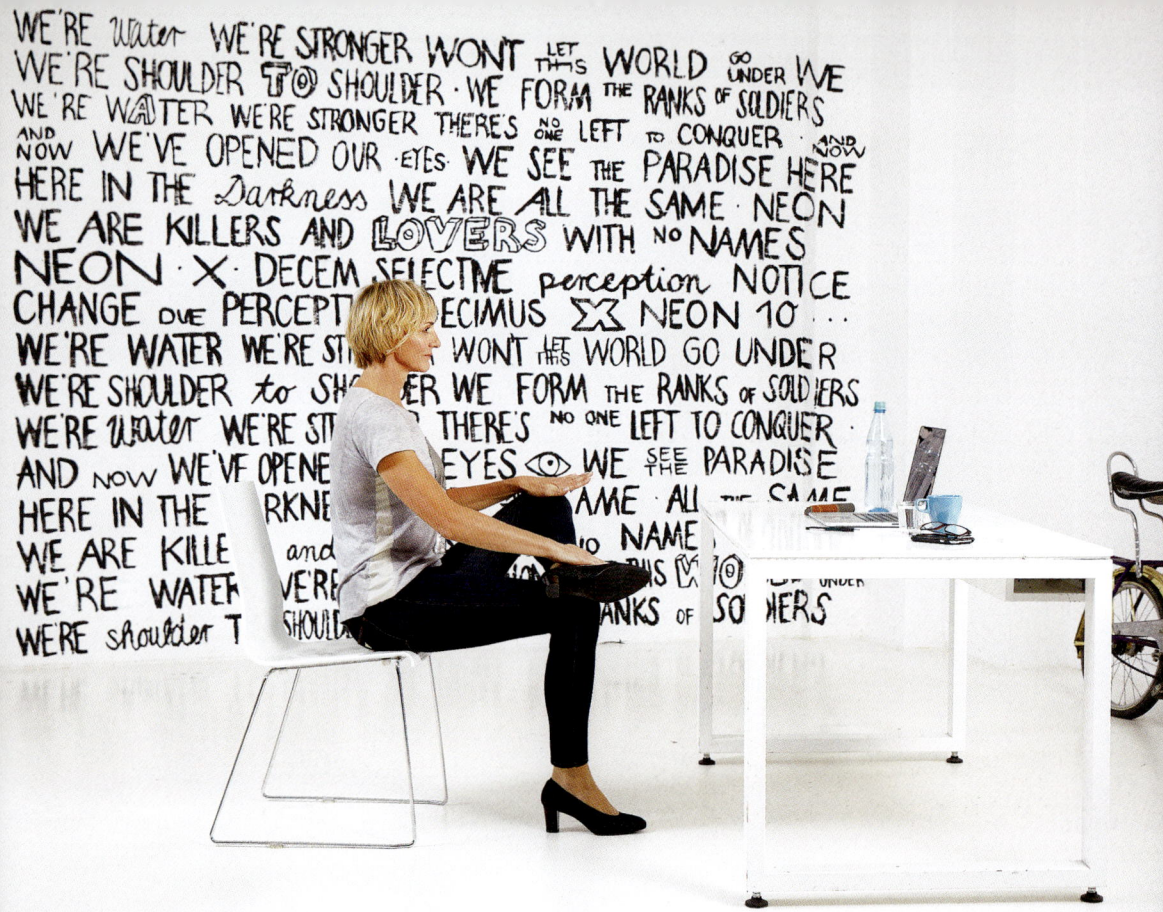

GESÄSS DEHNEN

Ja, dein armer Po muss bei einem langen Arbeitstag im Sitzen schon so einiges aushalten. Mit dieser Übung verschaffst du ihm Entspannung und entlastest ihn ein wenig.

Du sitzt aufrecht an der vorderen Kante deines Stuhls, deine Beine sind leicht geöffnet und stehen fest auf dem Boden. Ziehe die Schultern von den Ohren weg nach unten hinten. Bleibe trotzdem in der Schulterpartie möglichst locker. Lege deinen linken Fuß locker auf dem rechten Knie ab. Drücke mit der linken Hand sanft dein linkes Knie etwas nach unten, und halte die Spannung für einen Moment.

Wiederhole die Übung im Wechsel auf beiden Seiten einige Male.

! Übertreibe es nicht mit dem Druck auf das Knie – nicht dass du das Bein überdehnst. Achte darauf, dass sich eine angenehme Spannung aufbaut. Es soll auf keinen Fall wehtun!

SEITBEUGE

Vom Bürostuhl aus lassen sich prima kleine Übungseinheiten direkt am Platz ausüben, zum Beispiel diese Seitbeuge. Sie dehnt die Seite deines Oberkörpers und trainiert die seitliche Bauchmuskulatur.

Du sitzt aufrecht an der vorderen Kante deines Stuhls, deine Beine sind leicht geöffnet und stehen fest auf dem Boden. Ziehe die Schultern von den Ohren weg nach unten hinten. Bleibe trotzdem in der Schulterpartie möglichst locker. Deine Arme hängen entspannt herab.

Winkle die Arme am Hinterkopf an, und atme ein. Neige dich beim Ausatmen tief zu einer Seite. Achte dabei darauf, dass du mit dem Oberkörper nicht nach vorne gehst, sondern nur zur Seite. Komme mit dem Einatmen wieder zur Mitte.

Wiederhole die Übung auf dieser Seite einige Male, und wechsle dann zur anderen Seite.

! Gehe wirklich nur so tief runter, wie es für dich noch angenehm ist. Du sollst die Dehnung der Seite zwar deutlich spüren, aber schmerzen sollte es niemals!

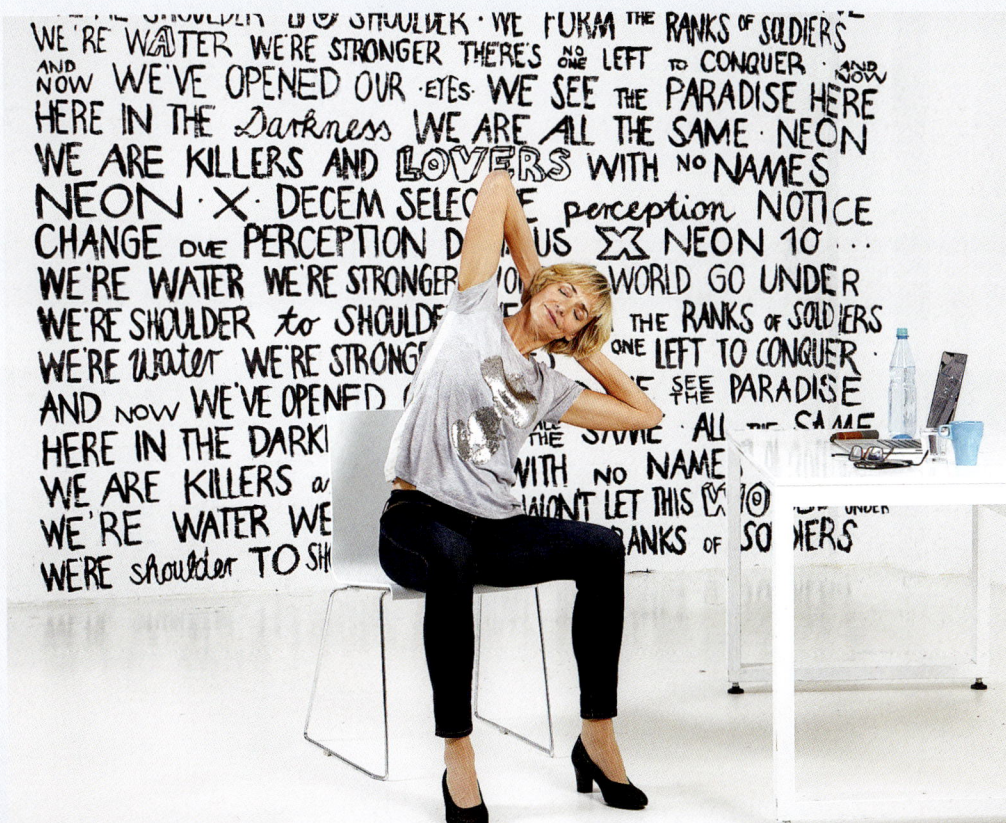

RUMPFKREISEN

Durch das Kreisen in alle Richtungen werden eigentlich alle Muskeln im Rumpfbereich angesprochen. So hältst du deine Körpermitte geschmeidig.

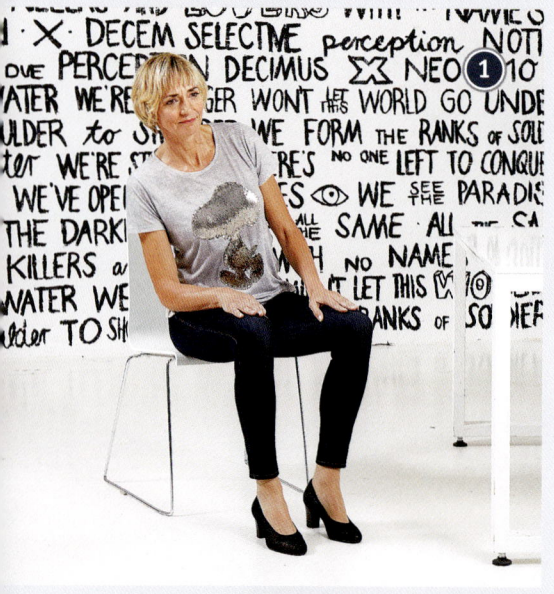

1 | Du sitzt aufrecht an der vorderen Kante deines Stuhls, deine Beine sind leicht geöffnet und stehen fest auf dem Boden. Deine Hände liegen locker auf den Oberschenkeln ab. Ziehe die Schultern von den Ohren weg nach unten hinten. Bleibe trotzdem in der Schulterpartie möglichst locker. Schiebe nun deinen Brustkorb leicht nach rechts.

2 | Bringe den Oberkörper in einer fließenden Bewegung nach vorne, hebe dein Brustbein dabei etwas nach oben an.

3 | Bewege deinen Brustkorb in einer Kreisbewegung gleich weiter nach links, nach hinten, und komme schließlich wieder nach rechts.

Mache auf diese Weise einige Kreisbewegungen in die eine Richtung, und wechsle dann die Drehrichtung.

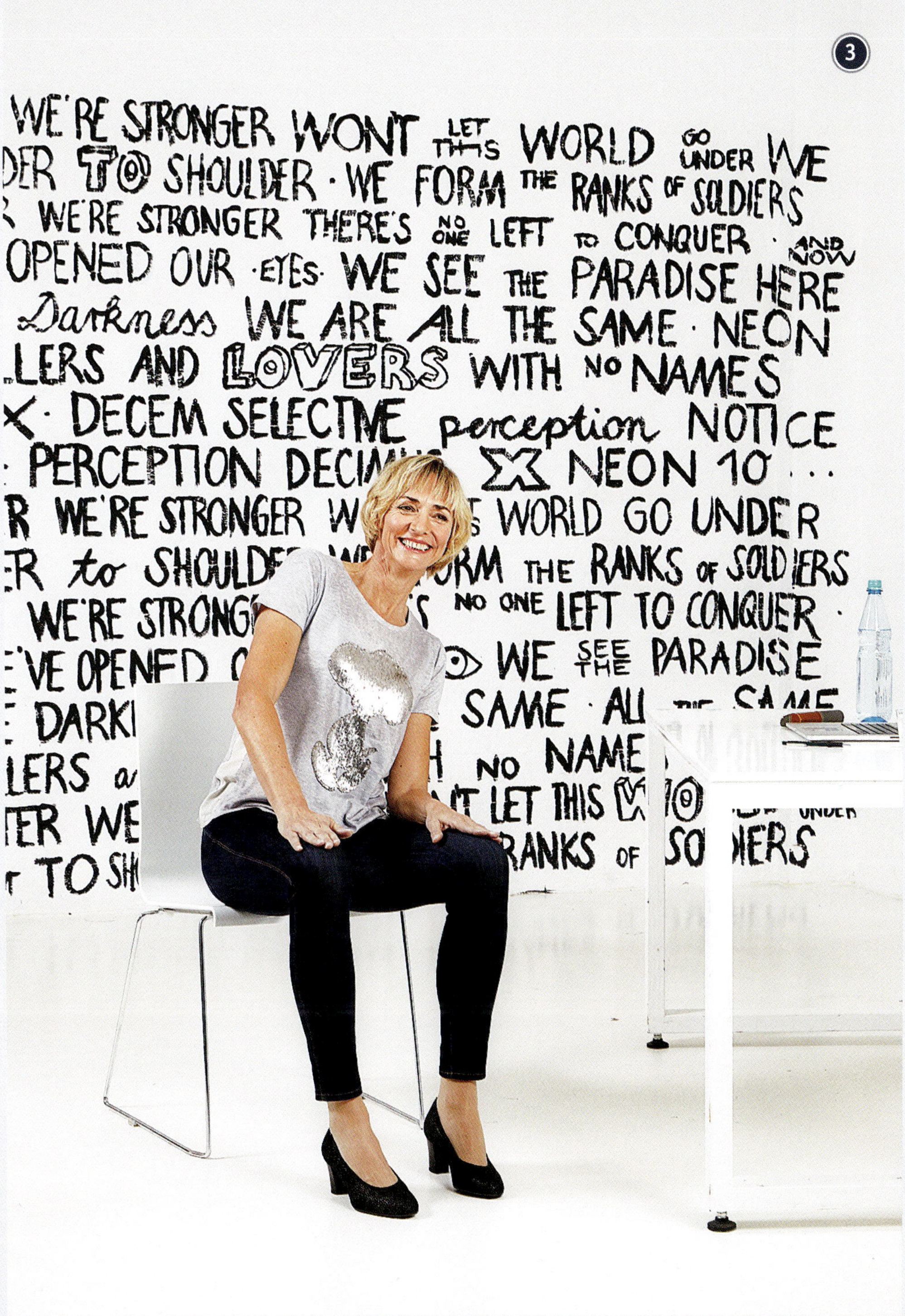
3
WE'RE STRONGER WON'T LET THIS WORLD GO UNDER WE
TO SHOULDER · WE FORM THE RANKS OF SOLDIERS
WE'RE STRONGER THERE'S NO ONE LEFT TO CONQUER · AND NOW
OPENED OUR · EYES · WE SEE THE PARADISE HERE
Darkness WE ARE ALL THE SAME · NEON
AND LOVERS WITH NO NAMES
DECEM SELECTIVE perception NOTICE
PERCEPTION NEON 10 . . .
WE'RE STRONGER WORLD GO UNDER
to THE RANKS OF SOLDIERS
WE'RE NO ONE LEFT TO CONQUER
WE SEE THE PARADISE
SAME
NO
LET THIS
RANKS OF

KATZE – KUH IM SITZEN

Diese Übung kommt eigentlich aus dem Yoga und wird normalerweise auf allen vieren durchgeführt. In leicht abgewandelter Form ist sie aber auch perfekt für den Arbeitsplatz, wenn du den Rücken etwas dehnen willst. Sie hilft bei Verspannungen im gesamten Rückenbereich.

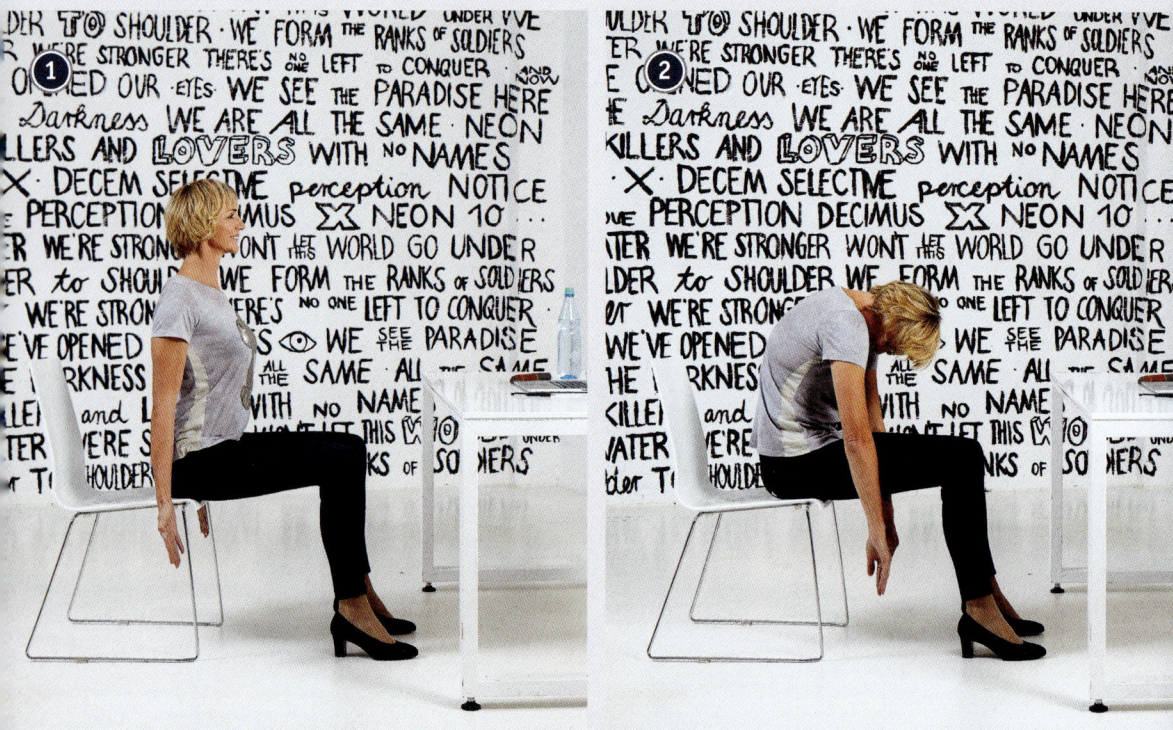

1 | Du sitzt aufrecht an der vorderen Kante deines Stuhls, deine Beine sind leicht geöffnet und stehen fest auf dem Boden. Deine Arme hängen entspannt nach unten. Ziehe die Schultern von den Ohren weg nach unten hinten. Bleibe trotzdem in der Schulterpartie möglichst locker. Strecke deinen Oberkörper beim Einatmen möglichst weit nach oben und ein bisschen nach hinten, sodass du ein leichtes Hohlkreuz machst.

2 | Atme nun aus und kippe dabei dein Becken nach hinten. Dabei wird dein Rücken ganz rund, dein Oberkörper geht nach vorne, und dein Kopf hängt nach unten. Entspanne dich in dieser Position für einen Moment, und komme dann wieder nach oben.

Wiederhole die Übung einige Male.

FRONT STRETCH

Generell solltest du hin und wieder aufstehen und ein paar Schritte gehen – für diese Übung darfst du also gern aufstehen. Dabei dehnst du Brustkorb und Flanken sowie deine Wirbelsäule.

1 | Du stehst mit hüftbreit geöffneten Beinen. Dein Rücken ist gerade. Lege deine Handballen von hinten an deine Beckenknochen. Ziehe die Schultern von den Ohren weg nach unten hinten. Bleibe trotzdem in der Schulterpartie möglichst locker.

2 | Schiebe dein Becken nun leicht nach vorne, und hebe dein Brustbein nach oben an, sodass ein Hohlkreuz entsteht. Ziehe deine Schulterblätter nun ganz aktiv nach hinten unten zusammen.

Wiederhole die Übung einige Male.

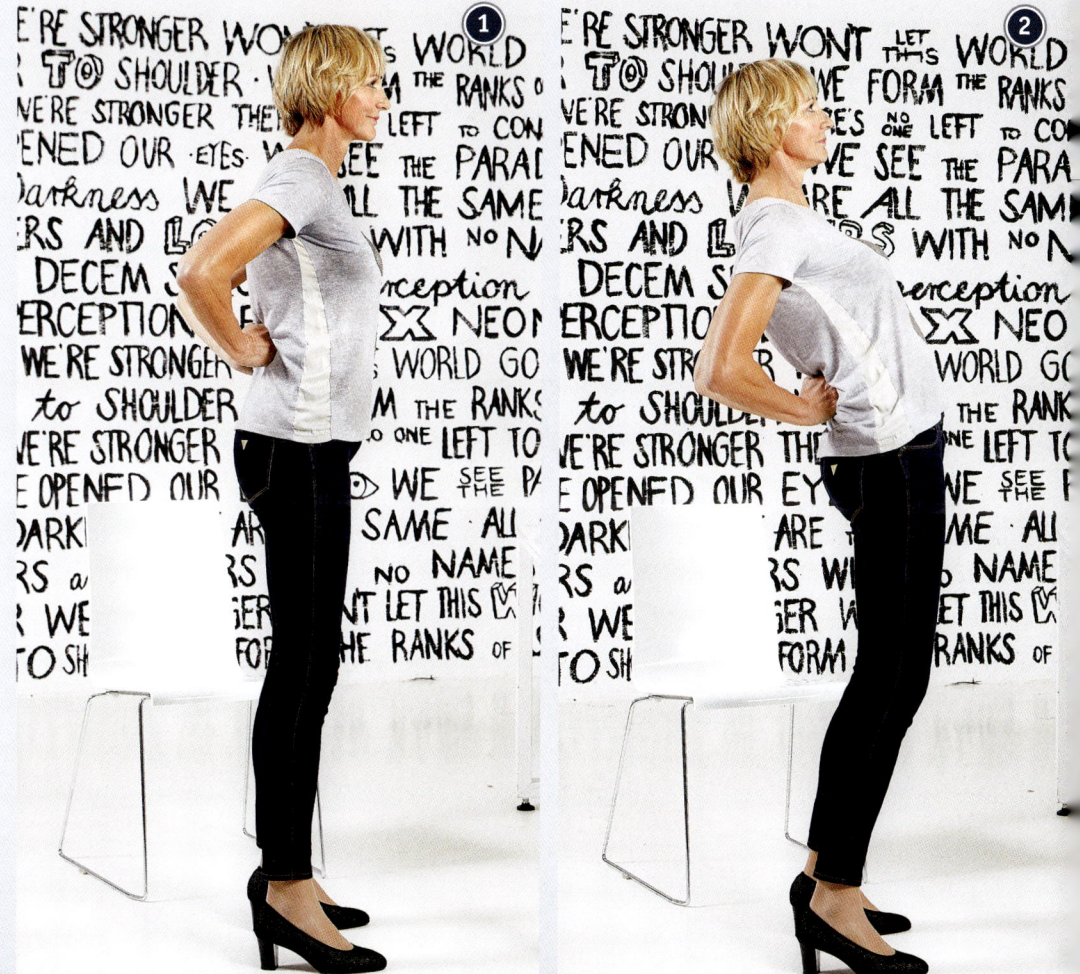

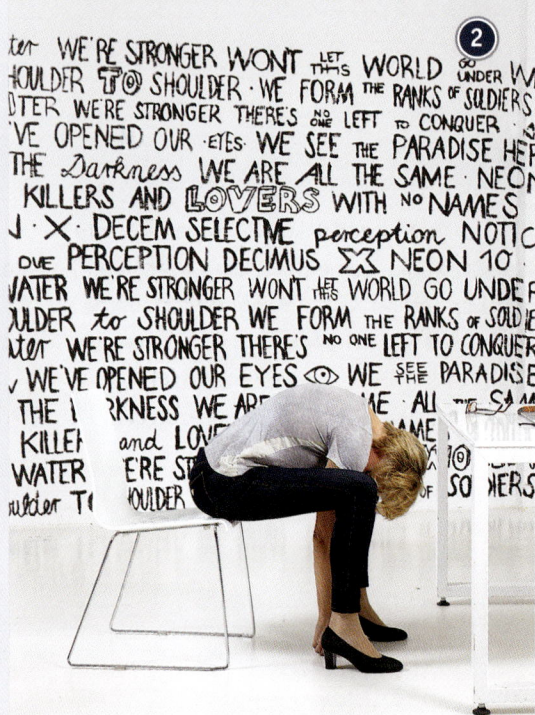

ABROLLEN NACH VORNE

Nach einem langen Tag wirkt diese Übung oft richtig befreiend. Mit dem Ausatmen fällt der ganze Stress von dir ab, und du kannst für einen kurzen Moment richtig abschalten.

1 | Du sitzt aufrecht an der vorderen Kante deines Stuhls, deine Beine sind weit geöffnet und stehen fest auf dem Boden. Die Füße sind parallel zueinander. Deine Arme hängen entspannt zwischen den Beinen nach unten. Ziehe die Schultern von den Ohren weg nach unten hinten. Bleibe trotzdem in der Schulterpartie möglichst locker. Atme einmal tief ein.

2 | Mache beim Ausatmen einen runden Rücken, und rolle deinen Oberkörper langsam nach vorne ab, bis dein Kopf zwischen den Beinen hängt. Entspanne dich in dieser Position für einen Moment, und komme dann wieder nach oben.

Wiederhole die Übung einige Male.

ABROLLEN NACH HINTEN

Diese Übung entlastet deinen unteren Rücken wunderbar und macht ihn geschmeidig. Diese Region wird oft nicht genug bewegt, daher tut das Abrollen besonders gut.

1| Du sitzt aufrecht an der vorderen Kante deines Stuhls, deine Beine sind leicht geöffnet und stehen fest auf dem Boden. Deine Arme sind auf Brusthöhe nach vorne ausgestreckt. Ziehe die Schultern von den Ohren weg nach unten hinten. Bleibe trotzdem in der Schulterpartie möglichst locker.

2| Kippe nun dein Becken ganz langsam nach hinten, sodass dein Schambein nach oben kommt. Dadurch neigen sich dein Rumpf und dein Oberkörper ebenfalls leicht nach hinten. Dein unterer Rücken wird rund. Komme in einer fließenden Bewegung wieder nach oben.

Wiederhole die Übung einige Male.

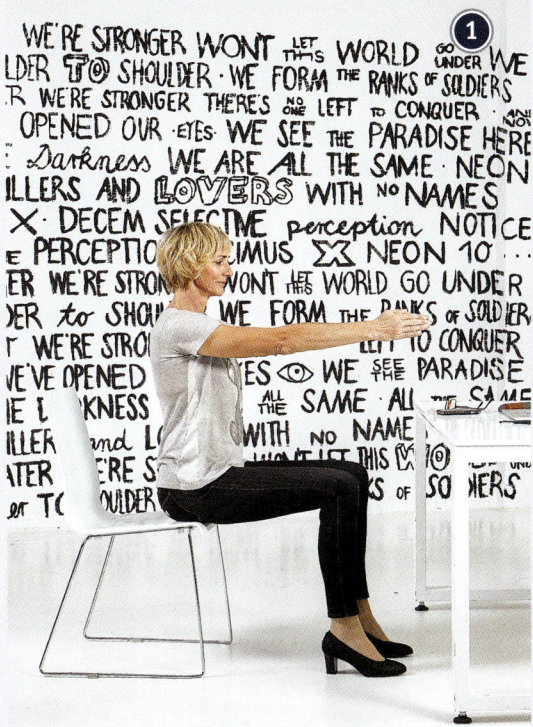
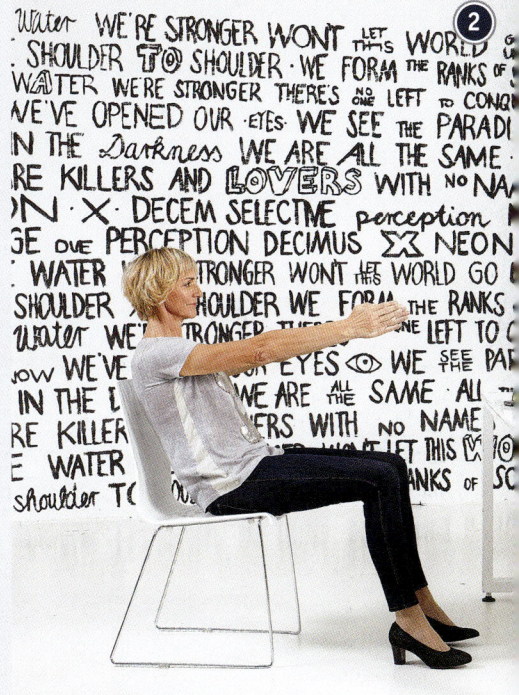

RÜCKENDREHUNG 1

Diese Drehung wirkt sich vor allem auf deine Wirbelsäule aus – sie wird lockerer und beweglicher. Außerdem dehnst du deinen Brustkorb, der vom Sitzen eventuell etwas eingefallen ist – so bekommst du gleich besser Luft.

1| Du sitzt aufrecht an der vorderen Kante deines Stuhls, deine Beine sind leicht geöffnet und stehen fest auf dem Boden. Deine linke Hand liegt an der Außenseite deines rechten Knies und drückt leicht dagegen. Ziehe die Schultern von den Ohren weg nach unten hinten. Bleibe trotzdem in der Schulterpartie möglichst locker. Drehe deinen Oberkörper nach rechts hinten, und strecke deinen rechten Arm auf Schulterhöhe nach hinten aus. Baue die Spannung auf, indem du den rechten Arm so weit ausstreckst, wie es für dich noch angenehm ist. Halte die Position für einige Atemzüge, und komme dann wieder zur Mitte.

2| Wiederhole die Übung im Wechsel auf beiden Seiten einige Male.

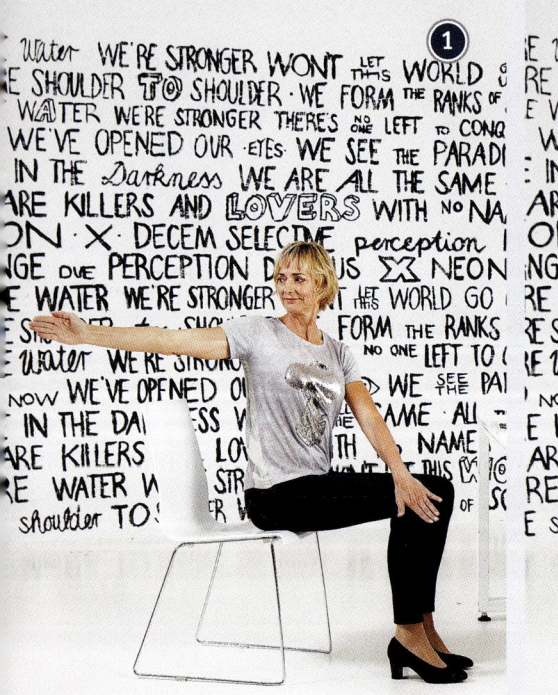
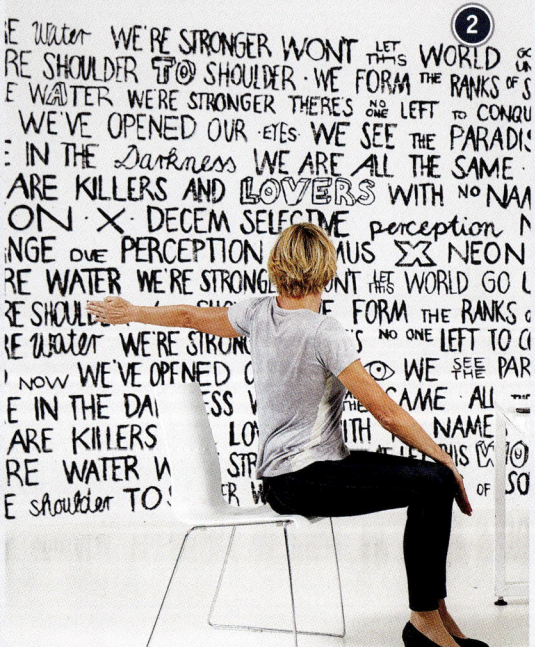

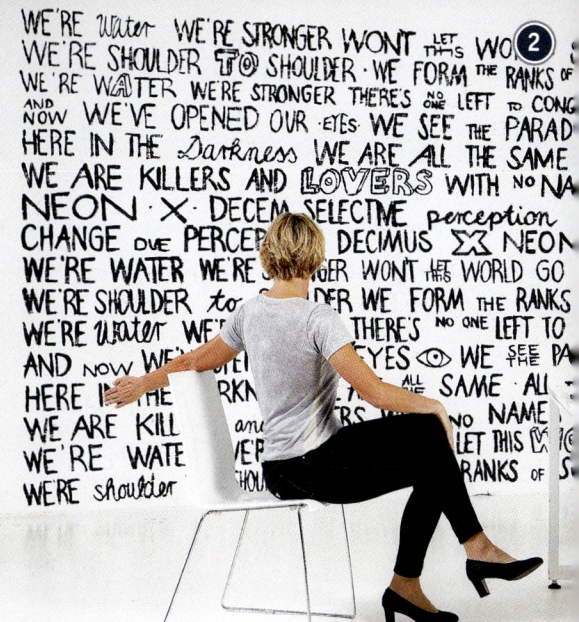

RÜCKENDREHUNG 2

Hierbei geht es darum, den oberen Teil deiner Wirbelsäule entgegen dem unteren zu drehen. Dadurch wird dein Rücken geschmeidig. Zudem weitet sich dein Brustkorb.

1| Du sitzt aufrecht an der vorderen Kante deines Stuhls, dein rechtes Bein ist über dein linkes überschlagen. Ziehe die Schultern von den Ohren weg nach unten hinten. Bleibe trotzdem in der Schulterpartie möglichst locker. Drehe nun den Oberkörper nach rechts hinten. Lege deinen rechten Arm auf der Rückenlehne ab, und drücke mit der linken Hand von außen leicht gegen dein rechtes Knie. Halte die Spannung für einen Moment.

2| Führe die Drehung und Dehnung auf der anderen Seite durch.

Wiederhole die Übung im Wechsel auf beiden Seiten einige Male.

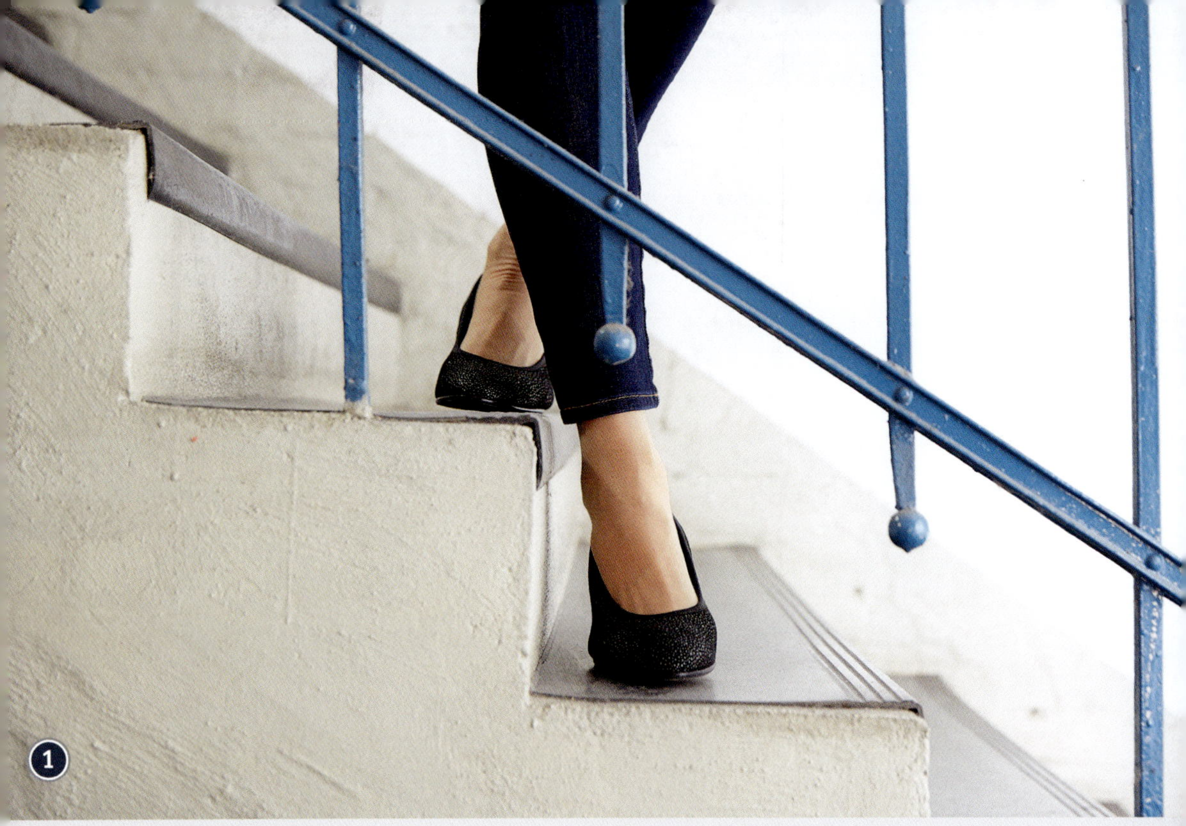

TREPPENLAUF

Der Tag ist geschafft, nun geht es nichts wie ab nach Hause. Doch bevor du gehst, kannst du auf der Treppe noch ein bisschen üben. Mit diesen Bewegungsabläufen dehnst du Waden- und Schienbeinmuskulatur, und du trainierst Koordination und Balance.

1| Drehe dich mit dem Oberkörper zum Geländer, und halte dich daran fest. Nun gehe seitlich die Stufen hinunter, überkreuze dabei abwechselnd mal vorne und mal hinten.

2| Gehe rückwärts die Stufen hinab. Pass aber auf, dass du nicht abrutschst!

3| Nimm zwei Stufen auf einmal, wenn du die Treppe hinaufgehst.

Mache diese Übungen nacheinander, oder wiederhole sie einzeln einige Male.

GUT ZU WISSEN

Wenn du dich auf nebensächliche Bewegungen wie das Treppauf- und Treppablaufen ganz bewusst konzentrierst, nimmst du deinen Körper viel bewusster wahr und lernst ihn wieder neu kennen.

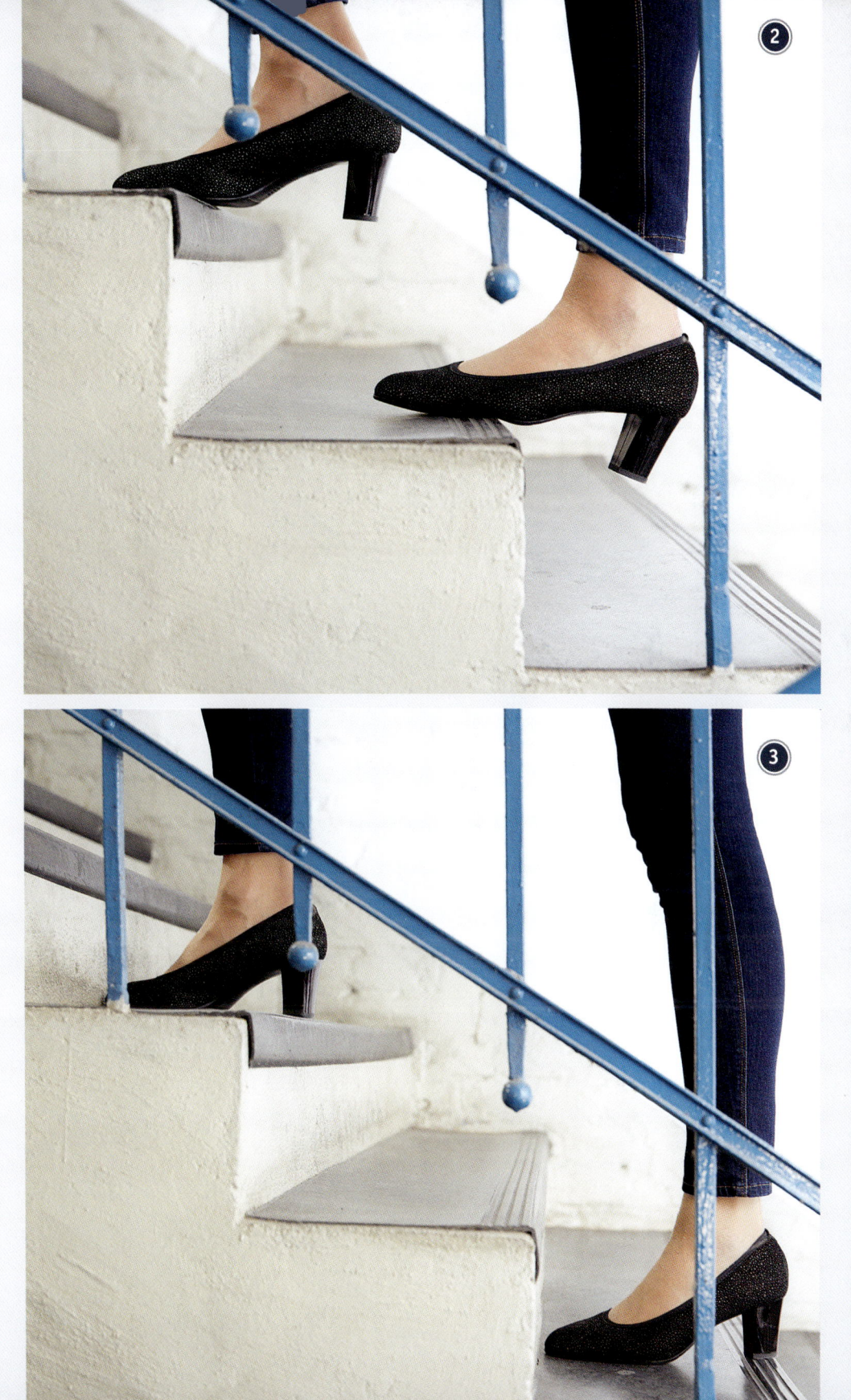

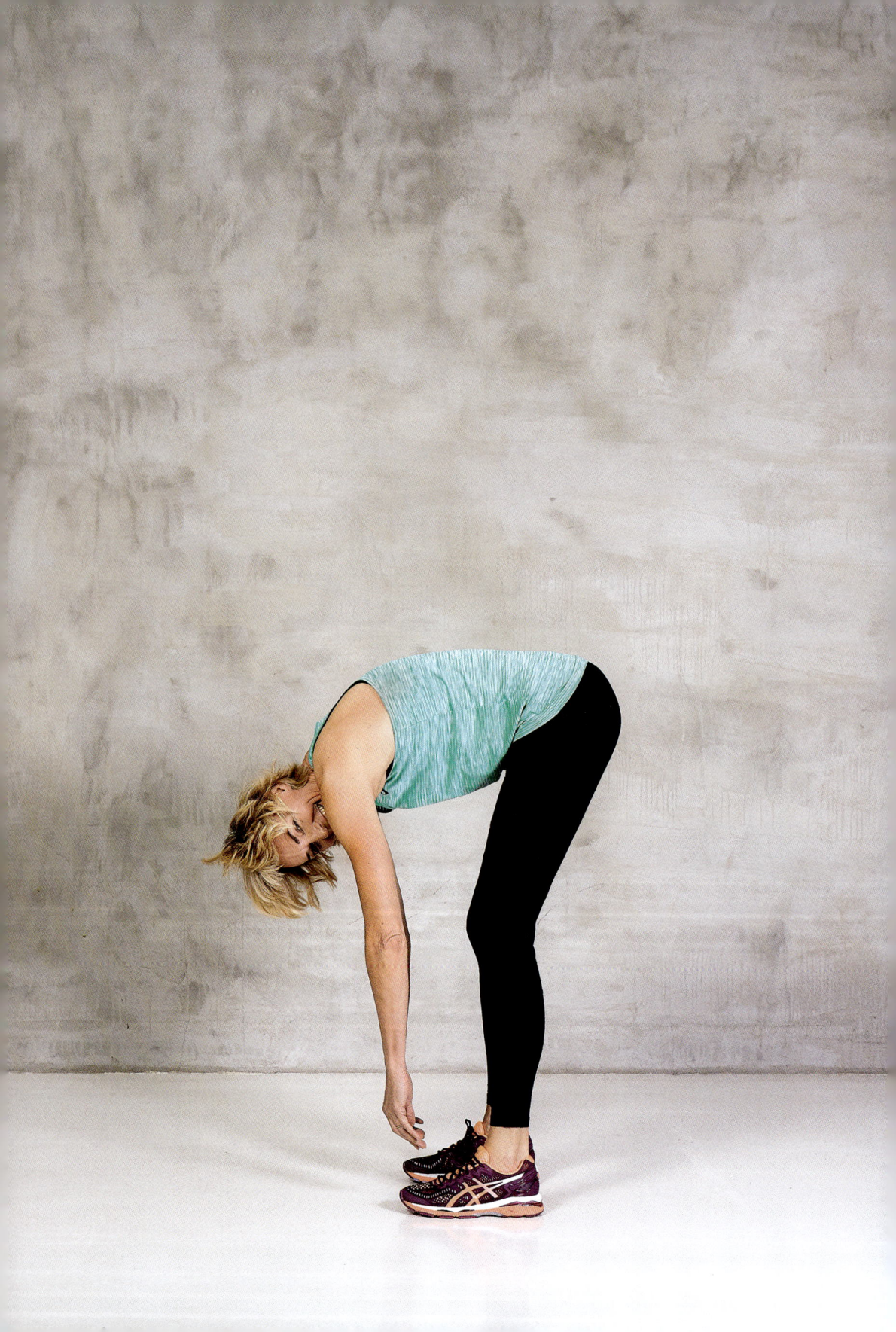

DEHNUNG

VERKÜRZTE SEHNEN UND BÄNDER
SIND EIN WEITVERBREITETES PRO-
BLEM – ABER KEIN UNLÖSBARES.

Unser Körper besteht zu einem großen
Teil aus Sehnen, Bändern und Faszien.
Diese lieben es, wenn sie ab und an etwas
gedehnt werden, sodass sie ihre Elasti-
zität auf Dauer nicht einbüßen. Dabei ist
aber wichtig, dass du dich nie kalt dehnst,
sondern immer nachdem du in Bewegung
warst. So kannst du die folgenden Übungen zum Beispiel nach dem Sport oder
nach einem langen Arbeitstag machen.

NACKEN DEHNEN

Wenn du deinen Nacken dehnst, kannst du sowohl bereits bestehende Verspannungen lösen als auch Beschwerden im Nackenbereich vorbeugen.

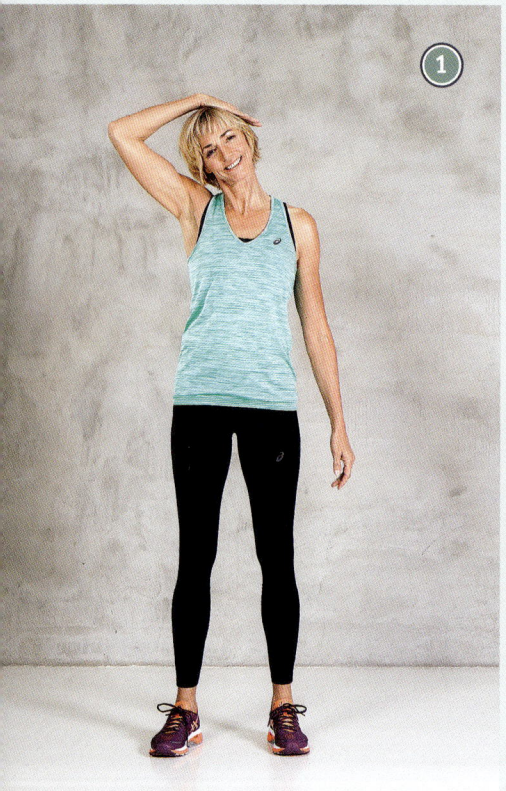

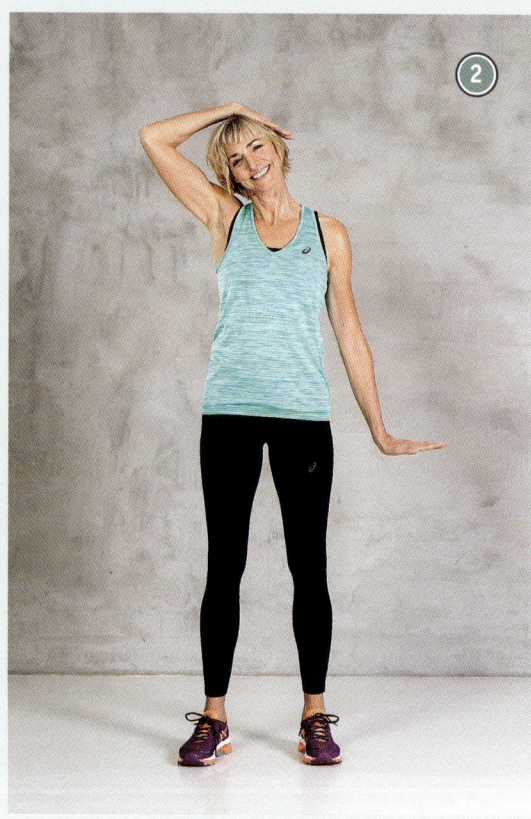

1 | Du stehst aufrecht mit hüftbreit geöffneten Beinen. Dein Rücken ist gerade. Ziehe die Schultern von den Ohren weg nach unten hinten. Bleibe trotzdem in der Schulterpartie möglichst locker. Hebe nun einen Arm über den Kopf, lege die Hand seitlich an den Kopf, und ziehe ihn sanft zur Seite. Das Kinn bleibt dabei an derselben Stelle. Halte die Spannung für einige Atemzüge.

2 | Um die Dehnung zu intensivieren, kannst du auch die andere Hand Richtung Boden ziehen lassen.

! Ziehe den Kopf nur so weit nach unten, bis es sanft im Nacken und im seitlichen Hals zieht. Es sollte auf keinen Fall wehtun!

KOPFPENDEL

Auch mit dieser Übung tust du deinem Nacken etwas Gutes. Vor allem die Muskeln, die für die Drehbewegung des Kopfs zuständig sind, werden hier gedehnt. Die Übung hilft auch wunderbar dabei, den Kopf frei zu bekommen.

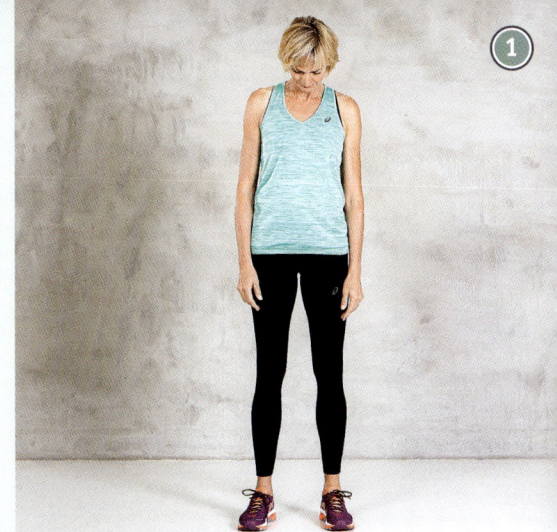

1 | Du stehst aufrecht mit hüftbreit geöffneten Beinen. Neige dein Kinn Richtung Brust. Ziehe dabei die Schultern von den Ohren weg nach unten hinten. Bleibe trotzdem in der Schulterpartie möglichst locker.

2 | Bringe den Kopf nun in einer Kreisbewegung nach oben zur linken Schulter.

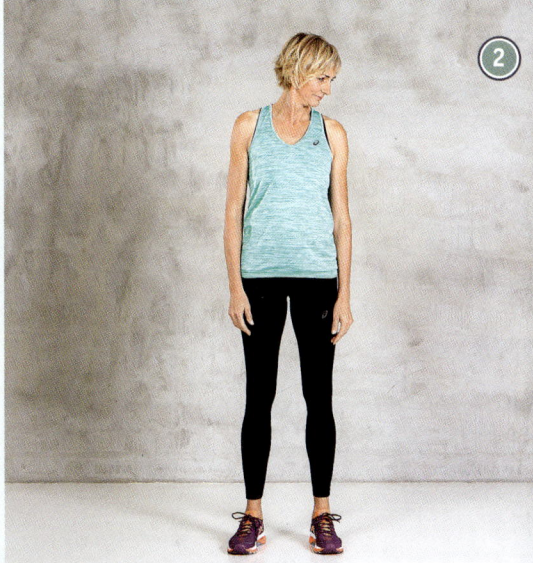

3 | Kreise ihn dann über vorne unten zur rechten Schulter.

Wiederhole diese Übung einige Male.

! Du solltest den Kopf wirklich nur vorne kreisen und nie nach hinten neigen, um etwa den Kreis zu vervollständigen! Das führt nur zu einer ungesunden Nackenhaltung und hat nichts mit Dehnen zu tun.

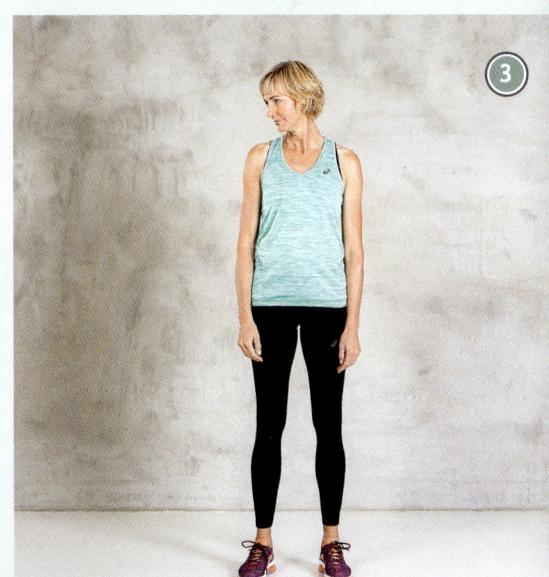

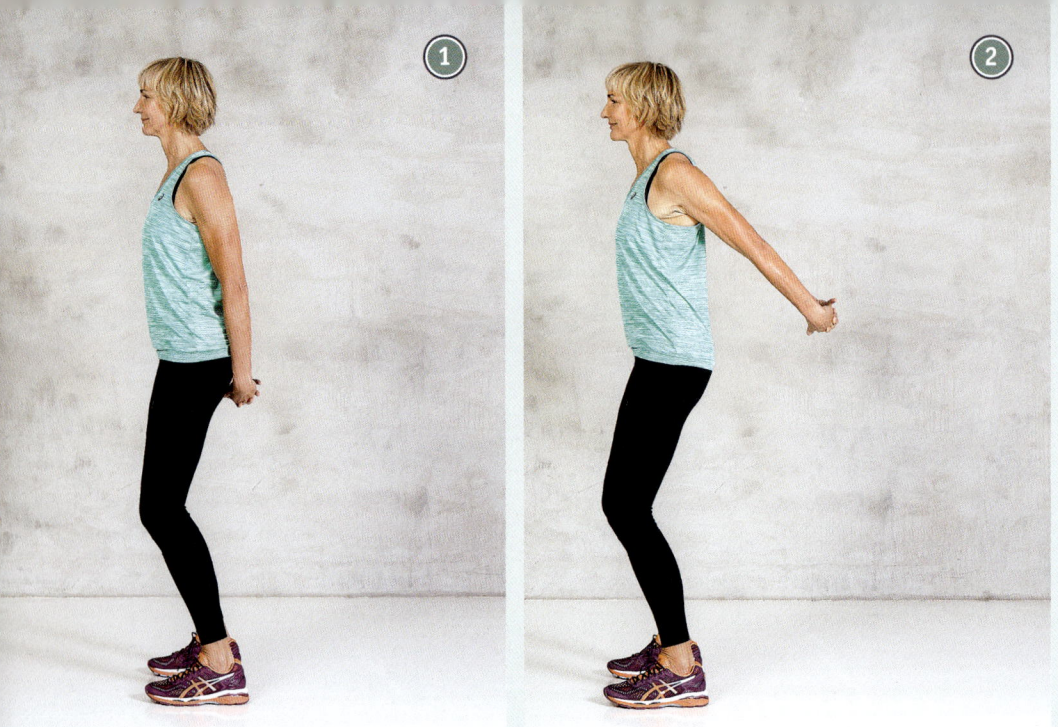

BRUSTDEHNUNG

Im Alltag laufen wir oft mit »eingefallenen« Schultern herum. Diese Übung wirkt dem entgegen und hilft uns dabei, dass wir wieder richtig durchatmen können, da die Lunge mehr Platz im Brustkorb bekommt.

1| Du stehst mit hüftbreit geöffneten Beinen. Die Knie sind leicht gebeugt, und dein Rücken ist gerade. Bringe nun die Arme hinter den Körper auf Höhe des Pos, und verschränke die Finger ineinander; die Fingerknöchel zeigen dabei nach unten. Spanne die Bauchmuskeln leicht an, und kippe das Becken etwas nach hinten, sodass du kein Hohlkreuz machst.

2| Strecke nun die Arme durch und ziehe sie und die Schultern aktiv nach unten hinten, und baue so eine Dehnung auf. Halte die Spannung einen Moment, und entspanne dich dann wieder.

Wiederhole die Übung einige Male.

! Wenn du den Bauchnabel gefühlt »nach innen« ziehst, kippt dein Becken automatisch in die richtige Position.

STEHENDE SEITNEIGE

Durch das Strecken der Seite wird die seitliche Rumpfmuskulatur gedehnt. Oft tendieren wir dazu, etwas gestaucht zu sitzen oder zu stehen – diese Übung lockert alles ein bisschen auf.

1 | Du stehst aufrecht mit den Beinen über Kreuz. Dein Rücken ist gerade. Eine Hand hast du locker an der Hüfte, der andere Arm ist nach oben ausgestreckt, die Handfläche zeigt nach oben. Ziehe die Schultern von den Ohren weg nach unten hinten. Bleibe trotzdem in der Schulterpartie möglichst locker.

2 | Ziehe nun den oberen Arm über den Kopf hinweg zur Seite. Komme dabei mit dem Kopf und Oberkörper in die Seitneige. Die Hüfte bleibt möglichst an ihrer Position. Halte die Spannung für einige Atemzüge, und komme anschließend in die Ausgangsposition zurück.

Wiederhole die Übung anschließend auf der anderen Seite.

! Um den Nacken zu schonen, sollte der obere Arm zwar nah am Ohr sein, aber nicht auf dem Kopf anliegen und auf ihn Druck ausüben.

⬤— GUT ZU WISSEN —

Durch die Seitneige werden nicht nur Muskulatur und Bänder gedehnt, auch der Wirbelsäule tut die Bewegung zur Seite gut. Die einzelnen Wirbel und Bandscheiben werden dabei entlastet.

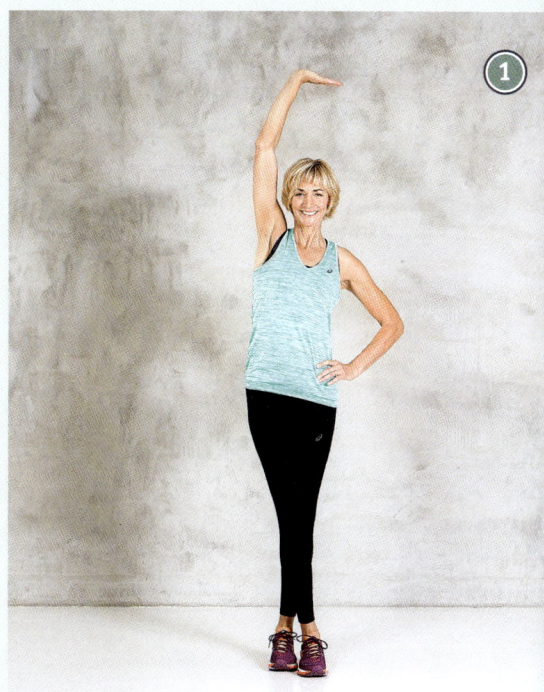

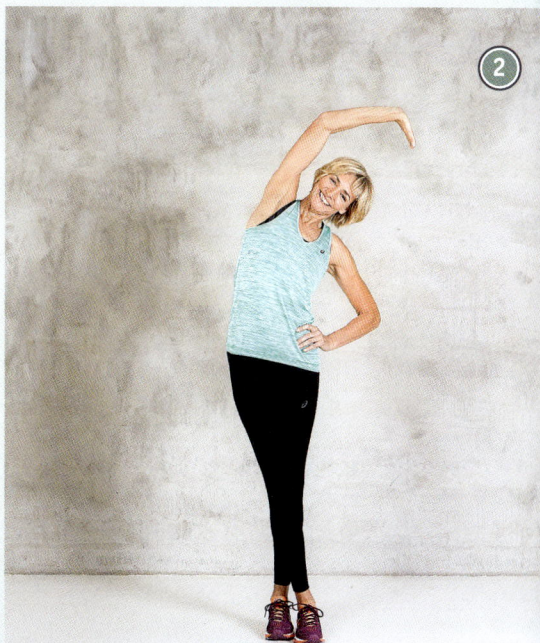

RÜCKEN DEHNEN

Dies ist eine fantastische Übung, um den Schulterbereich zu dehnen. Verspannungen verschwinden, und du wirst dich danach immer besser fühlen.

1| Du stehst aufrecht mit hüftbreit geöffneten Beinen. Dein Rücken ist gerade. Deine Arme sind auf Brusthöhe nach vorne ausgestreckt, die Finger greifen ineinander, die Fingerknöchel zeigen von dir weg. Ziehe die Schultern von den Ohren weg nach unten hinten. Bleibe trotzdem in der Schulterpartie möglichst locker.

2| Bringe nun die Arme so weit wie möglich nach vorne, drehe dabei die Handflächen nach außen, und mache deinen Rücken rund. Der Kopf kommt so zwischen die Arme. Beuge gleichzeitig auch die Knie ein wenig. Halte die Spannung für einige Atemzüge, und entspanne dich dann wieder.

Wiederhole die Übung einige Male.

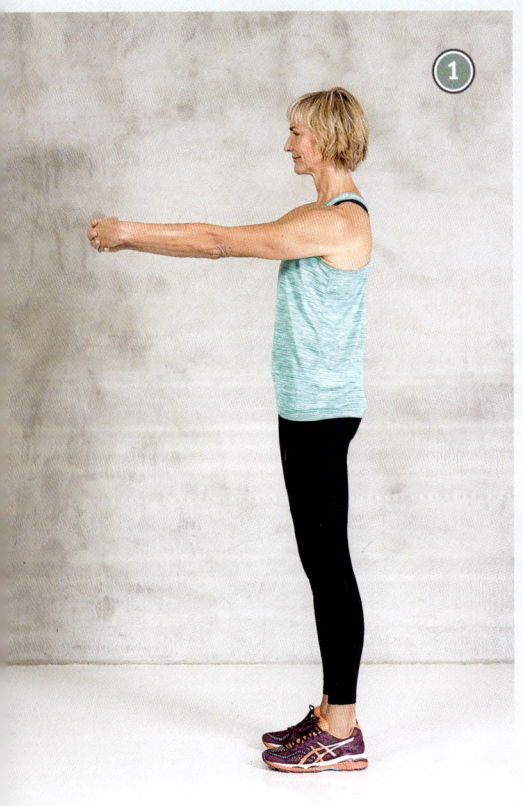
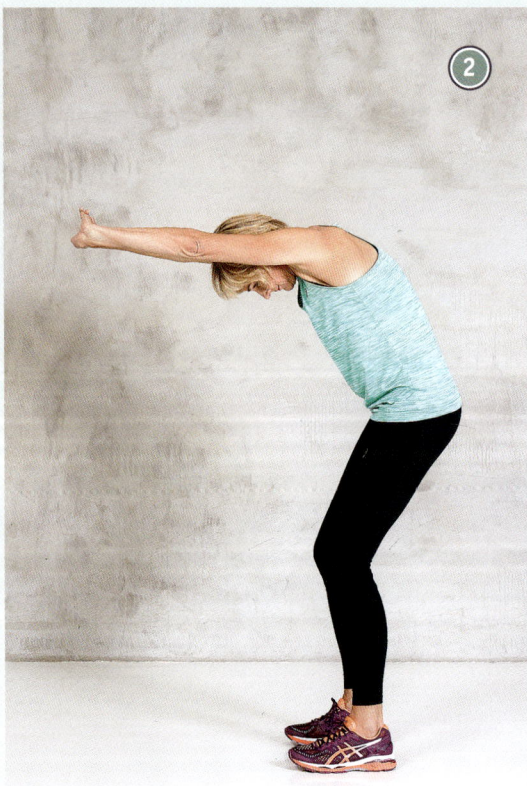

FERSE AN PO

Hier dehnst du die Vorderseite deines Oberschenkels. Diese Dehnung kannst du eigentlich nach allen Beinübungen durchführen, da oft dieser Muskel beansprucht wird und er sich über ein bisschen anschließende Entspannung immer freut.

Du stehst aufrecht mit geschlossenen Beinen. Dein Rücken ist gerade. Ziehe die Schultern von den Ohren weg nach unten hinten. Bleibe trotzdem in der Schulterpartie möglichst locker. Bringe nun eine Ferse zum Po, und umfasse den Fuß mit einer Hand. Mit der anderen kannst du dich nach Bedarf an einer Stuhllehne oder am Tisch festhalten. Halte die Spannung einen Moment, und bringe dann den Fuß wieder zum Boden.

Wiederhole die Übung im Wechsel auf beiden Seiten einige Male.

GUT ZU WISSEN

Der Quadriceps (die vordere Oberschenkelmuskulatur) ist der größte Muskel des Körpers. Er ist zuständig für die Beugung des Hüftgelenks und die Streckung des Knies.

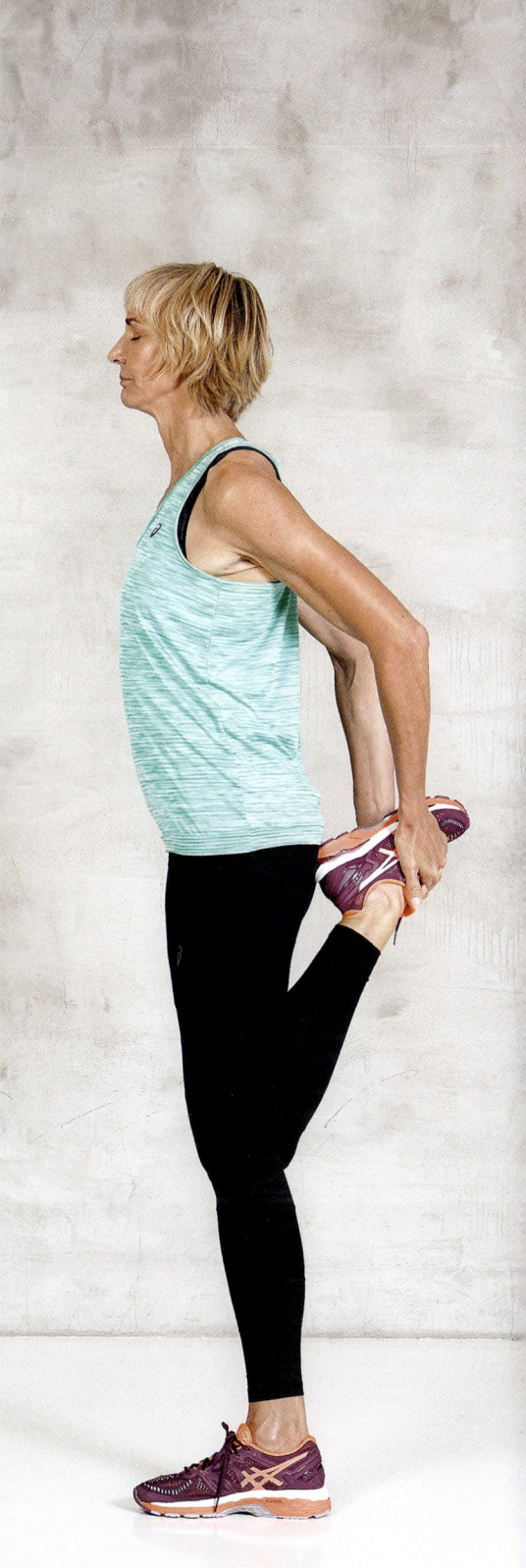

HÄNDE ZU DEN FÜSSEN

Wie weit kommst du? Nicht jeder kommt mit den Händen bis zu den Füßen, andere können locker die Hände auf dem Boden ablegen. Lass dich nicht entmutigen, mit ein wenig Dehnung kommst du immer weiter. Die Rückseiten deiner Beine danken es dir so oder so.

1 | Du stehst aufrecht mit hüftbreit geöffneten Beinen. Dein Rücken ist gerade. Ziehe die Schultern von den Ohren weg nach unten hinten. Bleibe trotzdem in der Schulterpartie möglichst locker. Komme nun mit dem Oberkörper nach vorne unten, und versuche die Fußspitzen mit den Händen zu berühren. Halte die Spannung für einen Moment, und entspanne dich dann wieder.

Wiederhole die Übung einige Male.

ALTERNATIV kannst du deine Knie auch etwas beugen, damit du weiter runterkommst.

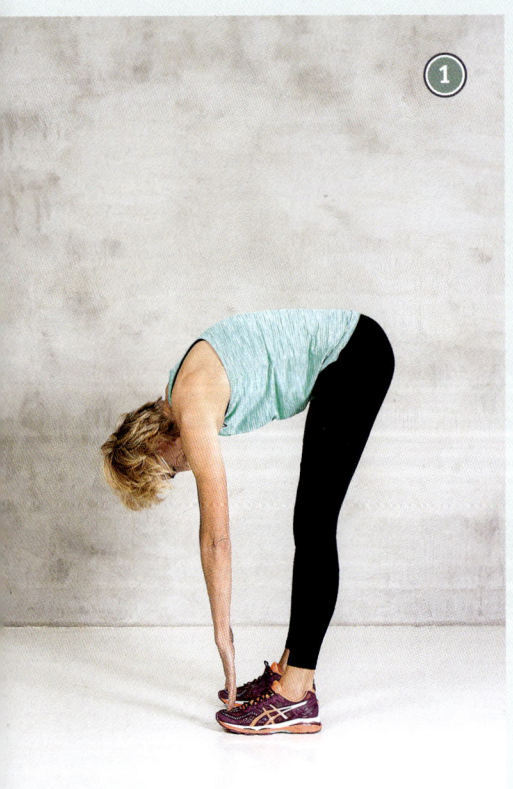

①

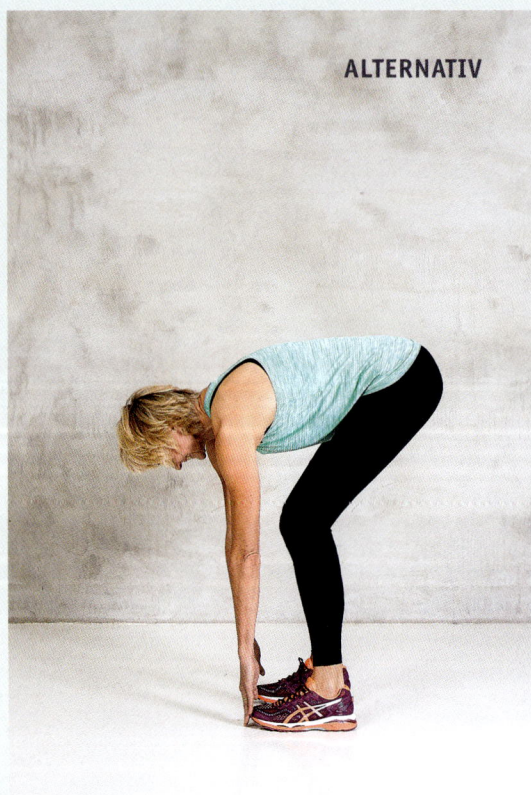

ALTERNATIV

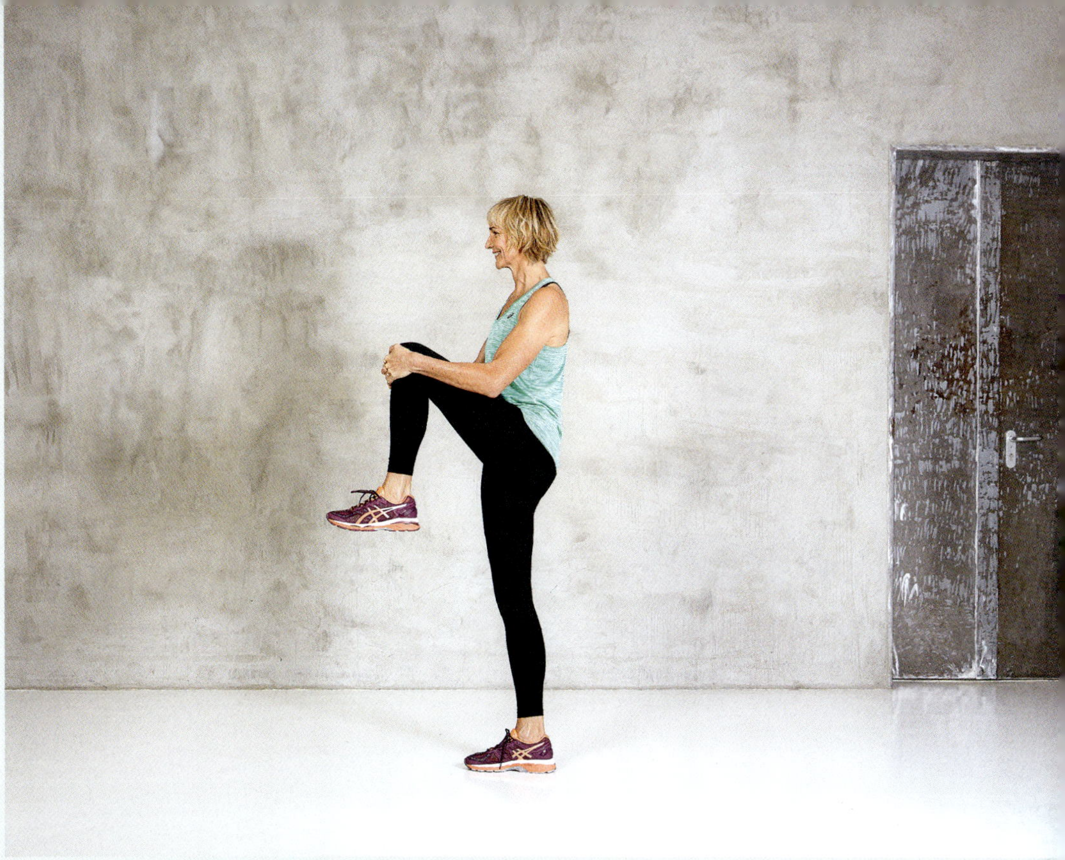

BEINE UND GESÄSS DEHNEN

Mit dieser Übung dehnst du wunderbar deinen Po und die Rückseite deiner Oberschenkel. Ich finde, diese Übung tut manchmal richtig gut.

Du stehst aufrecht mit geschlossenen Beinen. Dein Rücken ist gerade. Ziehe die Schultern von den Ohren weg nach unten hinten. Bleibe trotzdem in der Schulterpartie möglichst locker. Hebe ein Bein vor den Körper, indem du das Knie anziehst. Umfasse das Bein mit beiden Händen, und halte die Spannung für einen Moment. Wechsle dann zur anderen Seite.

Wiederhole die Übung auf beiden Seiten einige Male.

GUT ZU WISSEN

Ich gebe dir einen fantastischen Grund, die Muskulatur im Po regelmäßig zu dehnen. Wenn der Muskel nämlich gedehnt ist, lässt er sich viel besser trainieren und in Form bringen.

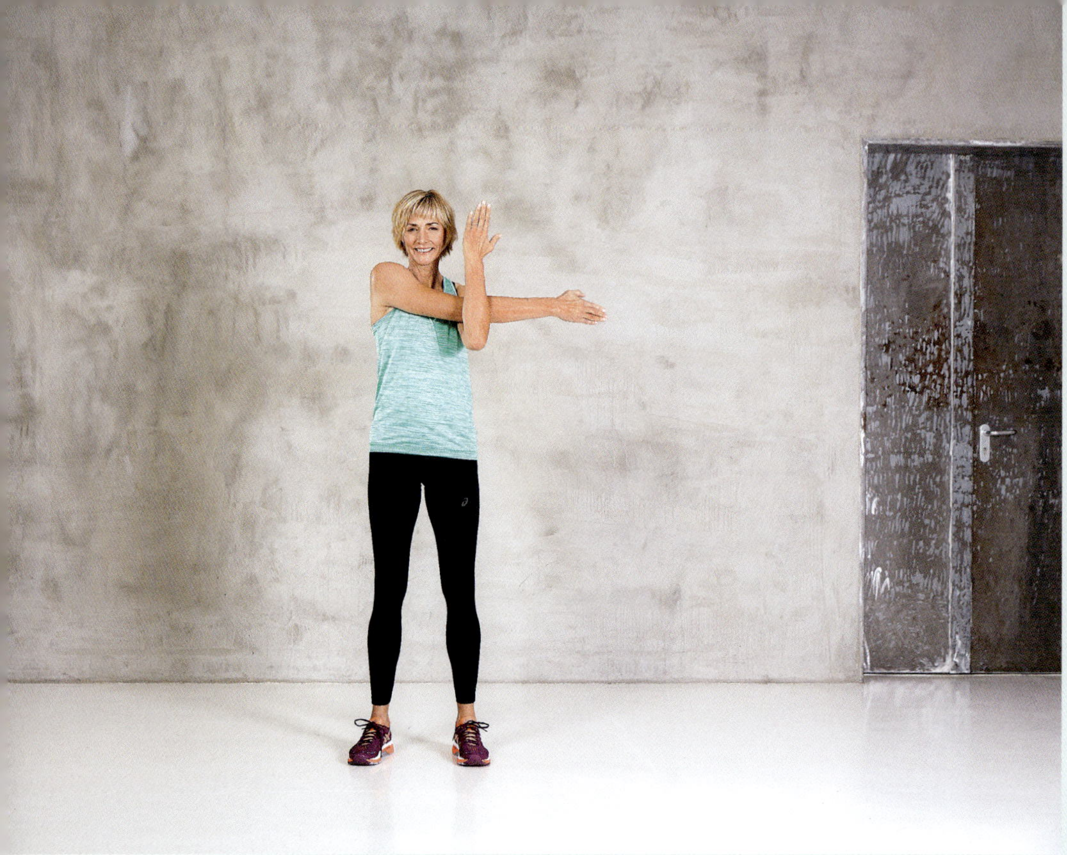

SCHULTER-STRETCH 1

Mit dieser Übung dehnst du nicht nur deine Schultern, sondern auch deinen Hals und deinen Nacken. Perfekt also, wenn du hier verspannt bist!

Du stehst aufrecht mit hüftbreit geöffneten Beinen. Dein Rücken ist gerade. Ziehe die Schultern von den Ohren weg nach unten hinten. Bleibe trotzdem in der Schulterpartie möglichst locker. Bringe einen Arm über die Brust zur anderen Seite, und strecke ihn aus. Der andere Arm greift auf Ellbogenhöhe darunter und gibt ihm in der Armbeuge Halt. Übe dann mit diesem Arm auf den ausgestreckten einen leichten Zug aus. Halte die Spannung für einen Moment und komme dann zurück in die Ausgangsposition.

Wiederhole die Übung im Wechsel auf beiden Seiten einige Male.

GUT ZU WISSEN

Unsere Schultern sind ständig in Bewegung. Ob das bei der Arbeit, im Haushalt oder in der Freizeit ist. Sie sollten also regelmäßig gedehnt werden, sodass sie geschmeidig bleiben.

SCHULTER-STRETCH 2

Unsere Schultern müssen so manche Last tragen. Durch die Dehnung werden sie wieder geschmeidig und locker.

1| Du stehst aufrecht mit hüftbreit geöffneten Beinen. Dein Rücken ist gerade. Bringe die Hände hinter den Kopf, die Ellbogen zeigen nach vorne. Ziehe die Schultern von den Ohren weg nach unten hinten. Bleibe trotzdem in der Schulterpartie möglichst locker.

2| Öffne nun die Ellbogen zu den Seiten, bis sie auf Höhe der Schultern sind. Halte die Spannung einen Moment, und bringe sie dann wieder nach vorne.

Wiederhole die Übung einige Male.

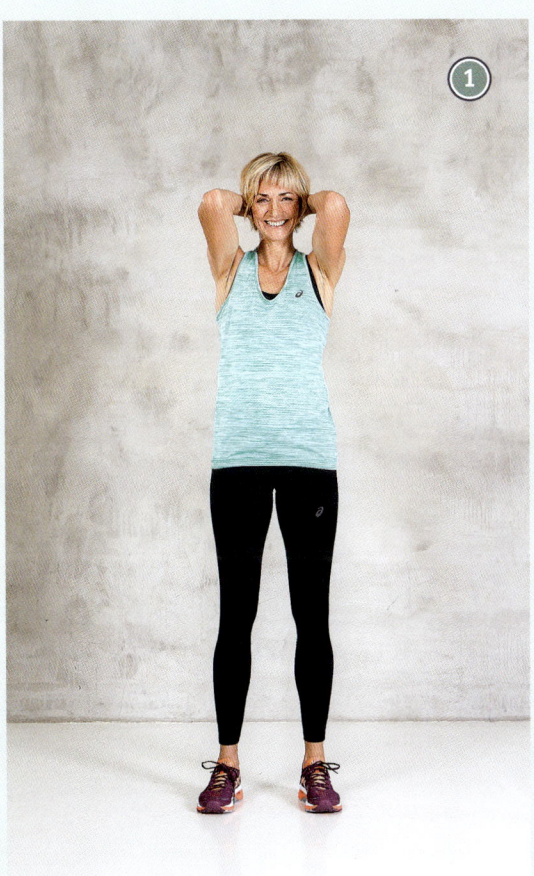
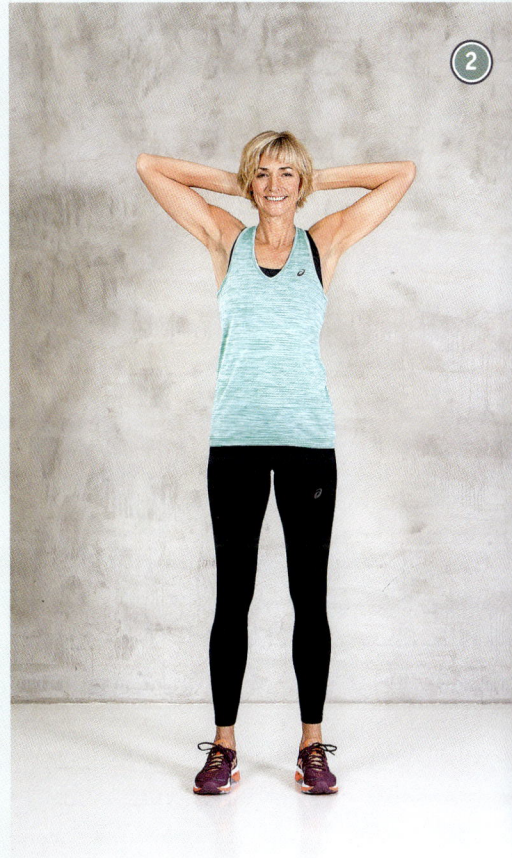

TRIZEPSDEHNUNG

Der Trizeps ist der Muskel, der an der Rückseite des Oberarms liegt und den Gegenpart zum Bizeps bildet. Wenn du viele Oberarmübungen gemacht hast, ist es immer gut, den Trizeps ein wenig zu dehnen.

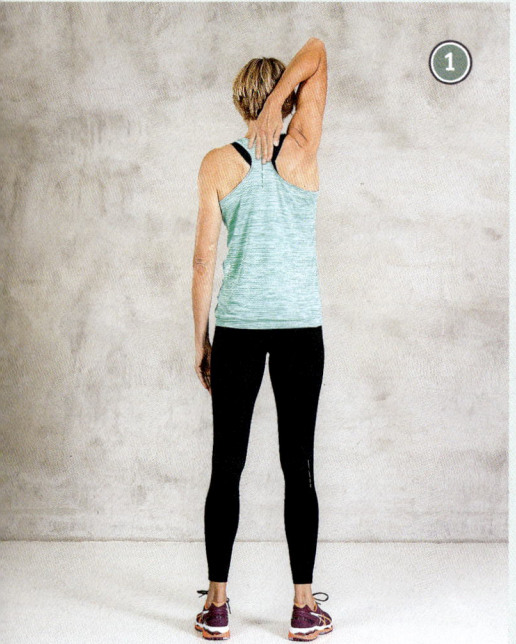
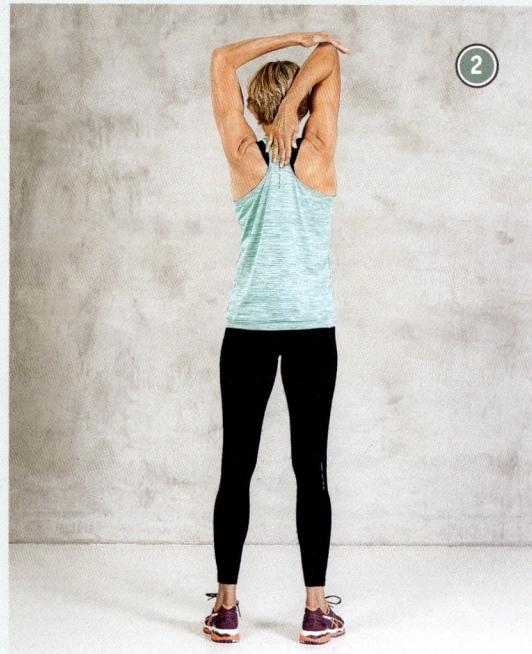

1 | Du stehst aufrecht mit hüftbreit geöffneten Beinen. Dein Rücken ist gerade. Ziehe die Schultern von den Ohren weg nach unten hinten. Bleibe trotzdem in der Schulterpartie möglichst locker. Winkle einen Arm über dem Kopf an, und lege die Hand locker zwischen den Schulterblättern ab.

2 | Fasse nun mit der anderen Hand den Ellbogen des abgewinkelten Arms, und übe einen leichten Druck nach unten aus. Die Schultern bleiben ganz entspannt. Halte die Spannung einen Moment, und entspanne dich dann wieder.

Wiederhole die Übung im Wechsel auf beiden Seiten einige Male.

! Bei allen Dehnübungen sollte die Dehnung spürbar, aber niemals schmerzhaft sein. Jeder hat sein individuelles Schmerz-Level, das früher oder später erreicht ist. Höre immer auf deinen Körper, wenn du Übungen machst!

UNTERARME UND HÄNDE DEHNEN

Wenn du viel am Computer arbeitest, sind deine Unterarme und vor allem die Hände zwar ständig in Bewegung, allerdings sind deine Hände vermutlich meist in einer verkrampften Haltung, und du wiederholst die immer gleichen Bewegungsabläufe. Diese Übung hilft dir dabei, Hände und Unterarme zu entlasten.

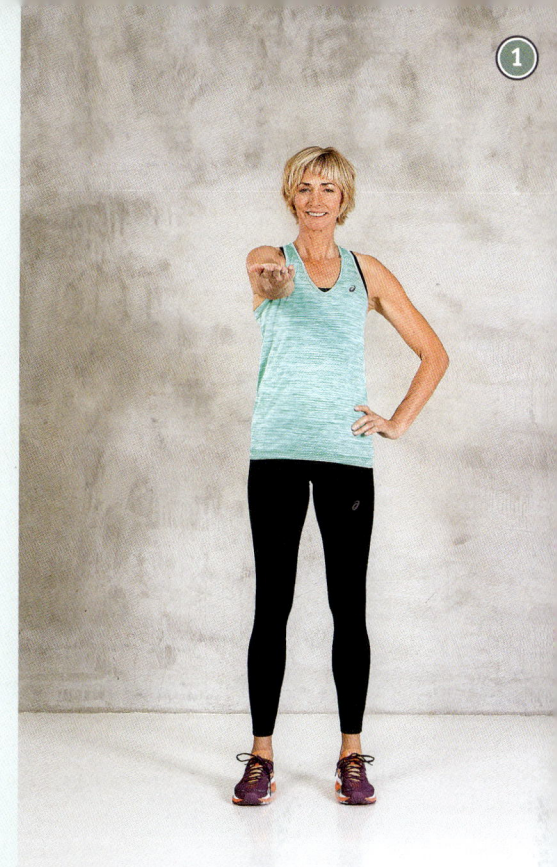

1 | Du stehst aufrecht mit hüftbreit geöffneten Beinen. Dein Rücken ist gerade. Strecke einen Arm nach vorne auf Brusthöhe aus, die Handfläche zeigt nach oben. Ziehe die Schultern von den Ohren weg nach unten hinten. Bleibe trotzdem in der Schulterpartie möglichst locker.

2 | Greife nun mit der anderen Hand die Fingerspitzen der ausgestreckten, und ziehe sie sanft zu deinem Körper hin. Halte die Spannung für einen Moment, und entspanne dich dann wieder. Wiederhole die Übung im Wechsel auf beiden Seiten einige Male.

! Pass auf, dass du deine Hand hier nicht überdehnst. Es soll zwar ziehen, aber nicht schmerzhaft sein!

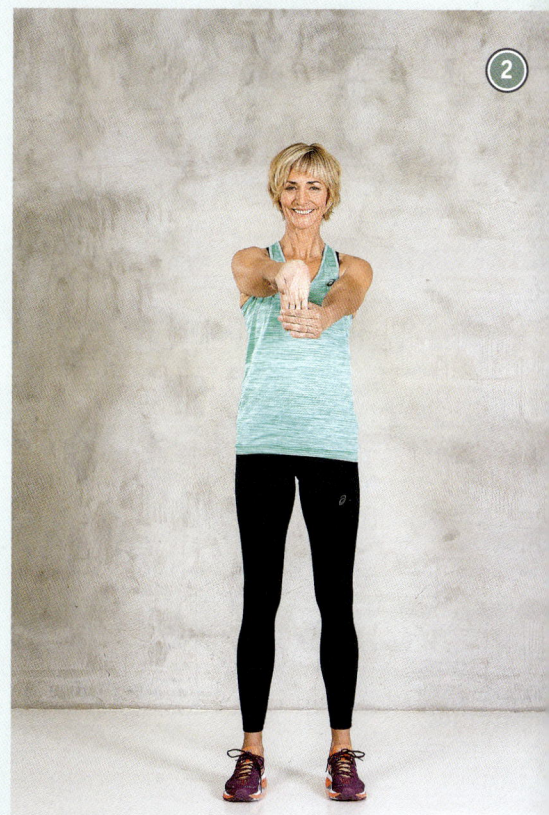

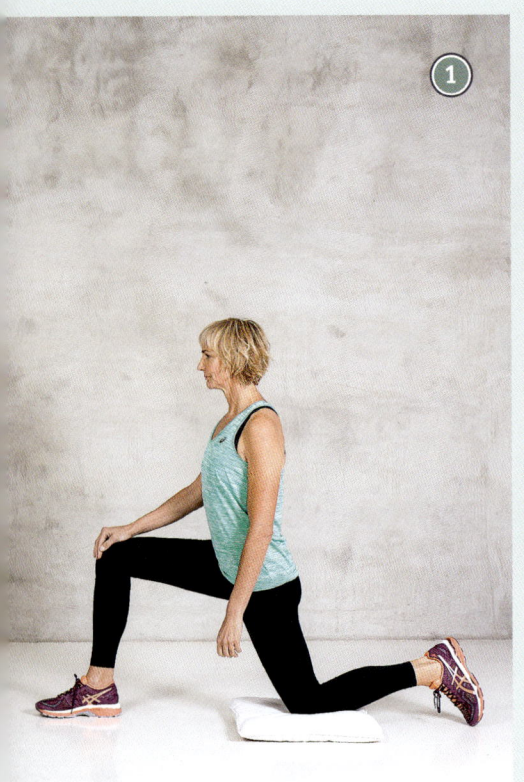
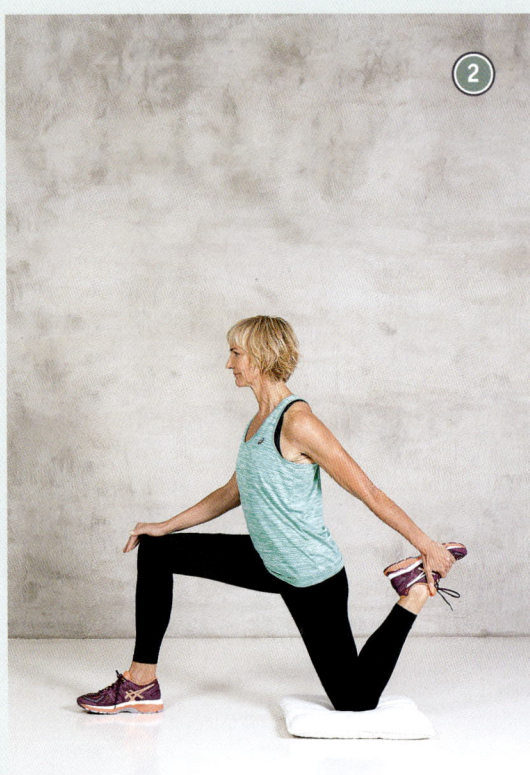

OBERSCHENKELVORDERSEITE DEHNEN

Mit dieser Übung verschaffst du deinen Oberschenkelvorderseiten eine angenehme Dehnung. Danach läuft's sich wieder viel angenehmer.

1| Gehe in einen tiefen Ausfallschritt, wobei du das untere Knie auf dem Boden ablegst. Lege unter dein Knie eine weiche Unterlage, wie etwa eine zusammengefaltete Decke oder ein Kissen. Dein Oberkörper ist aufgerichtet, dein Rücken gerade. Du kannst eine Hand locker auf deinem aufgestellten Knie ablegen.

2| Umgreife nun mit der anderen Hand den hinteren Fuß, und ziehe ihn sanft Richtung Po. Halte die Spannung für einen Moment, und entspanne dich dann wieder.

Wiederhole die Übung im Wechsel auf beiden Seiten einige Male.

OBERSCHENKELRÜCKSEITE DEHNEN

Wenn du Rückenschmerzen hast, kann das auch von einer Verspannung der hinteren Oberschenkelmuskulatur kommen. Mit dieser Übung dehnst du genau diesen Bereich.

1 | Du stehst aufrecht mit geschlossenen Beinen vor einem Stuhl. Lege ein Bein mit der Ferse auf der Sitzfläche des Stuhls ab, und strecke das Bein durch. Ziehe die Schultern von den Ohren weg nach unten hinten. Bleibe trotzdem in der Schulterpartie möglichst locker. Richte deinen Oberkörper auf, und komme in ein leichtes Hohlkreuz – dadurch stellt sich eine erste Dehnung ein.

2 | Ziehe nun die Fußspitzen zu dir heran, um die Dehnung noch zu verstärken. Halte die Spannung für einen Moment, und entspanne dich dann wieder.

Wiederhole die Übung im Wechsel auf beiden Seiten einige Male.

! Sollten Schmerzen auftreten, so lockere die Spannung sofort und entspanne die Zehen des aufgelegten Beins.

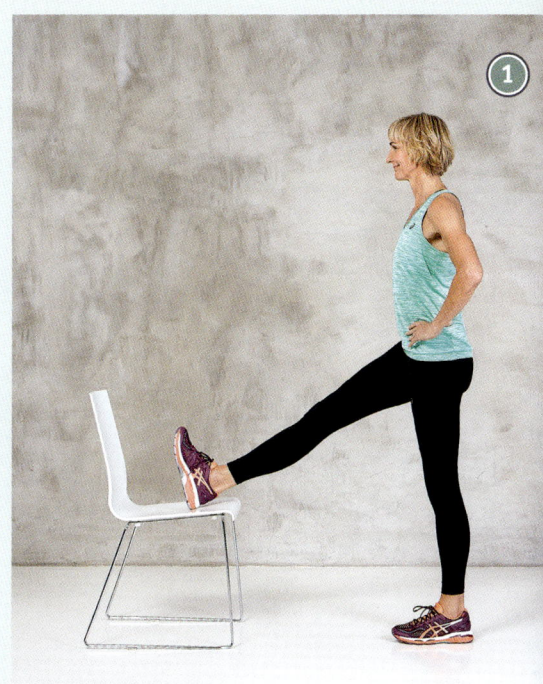

⬤ ══ GUT ZU WISSEN ══

Auf der Rückseite deines Oberschenkels sitzt der Beinbeuger (*Biceps femoris*). Ohne ihn kannst du etwa dein gebeugtes Knie nicht nach außen drehen und keine Treppen steigen.

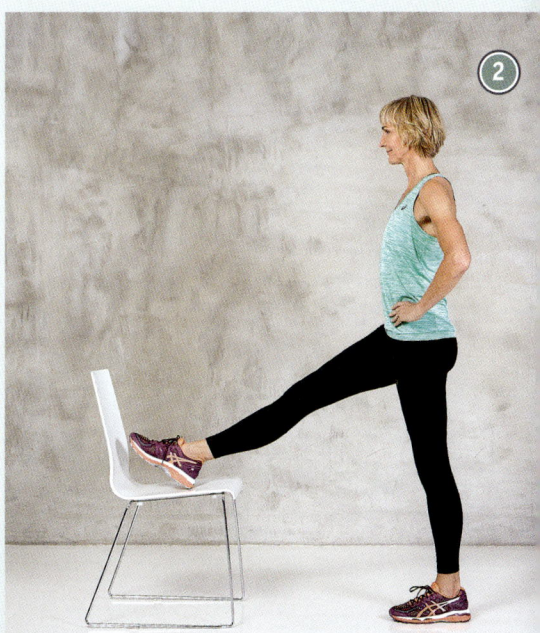

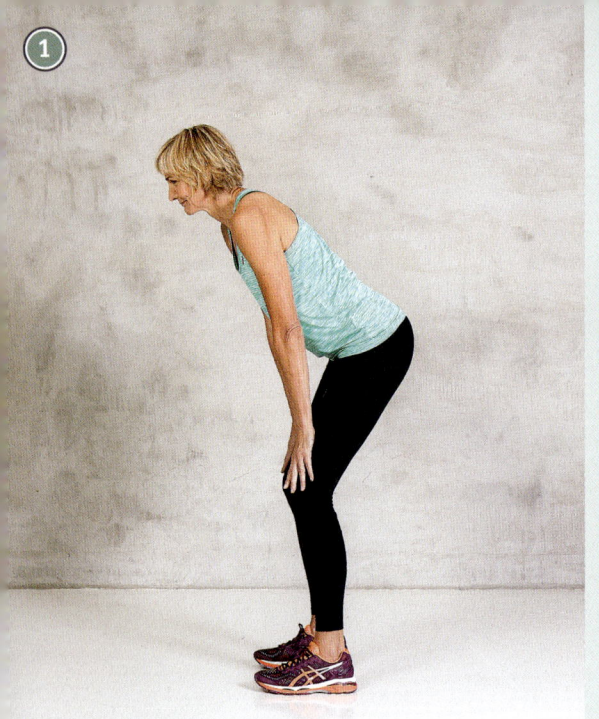

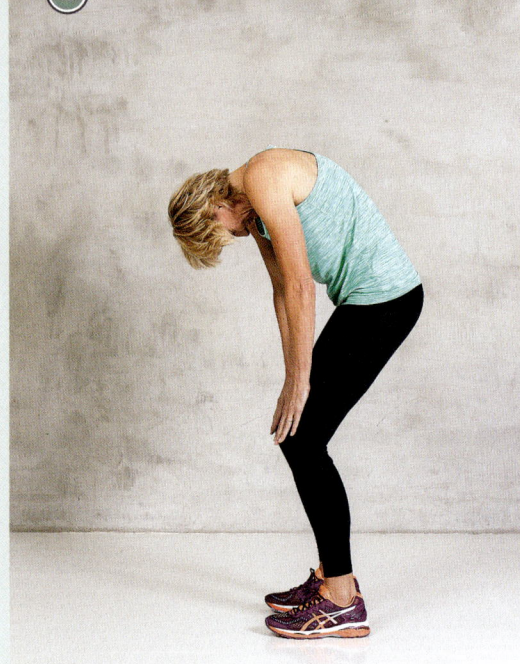

KATZE – KUH IM STEHEN

Unser Rücken muss so viel aushalten und im wahrsten Sinne des Wortes »geradebiegen«, was wir ihm durch eine schlechte Haltung antun. Für Entlastung von Rückenmuskulatur und Wirbelsäule sorgt diese Dehnübung.

1 | Du stehst aufrecht mit hüftbreit geöffneten Beinen. Dein Rücken ist gerade. Ziehe die Schultern von den Ohren weg nach unten hinten. Bleibe trotzdem in der Schulterpartie möglichst locker. Beuge die Knie etwas, und gehe gleichzeitig mit dem Oberkörper nach vorne, wobei der Rücken weiterhin gerade bleibt und der Kopf in Verlängerung der Wirbelsäule steht. Die Hände kannst du locker auf deinen Knien ablegen. Atme tief ein.

2 | Kippe beim Ausatmen dein Becken nach hinten. Dabei wird dein Rücken ganz rund, dein Kopf senkt sich nach unten.

3 | Atme nun wieder ein und strecke deinen Rücken durch, sodass du ein leichtes Hohlkreuz machst.

Wiederhole den Wechsel mit deiner Atmung einige Male.

 GUT ZU WISSEN

Diese abgewandelte Übung aus dem Yoga kannst du im Stehen überall durchführen und so deinen Rücken dehnen.

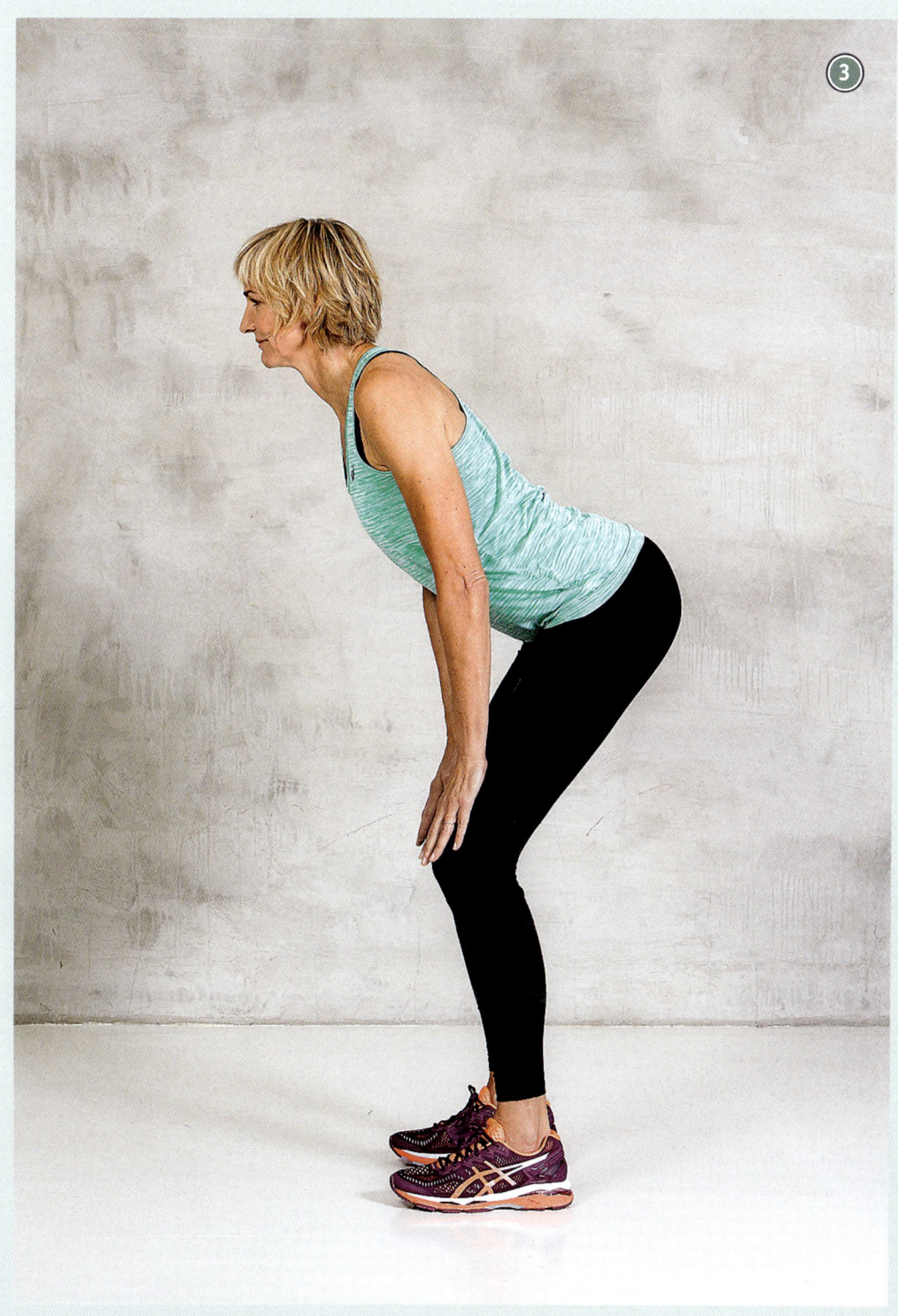

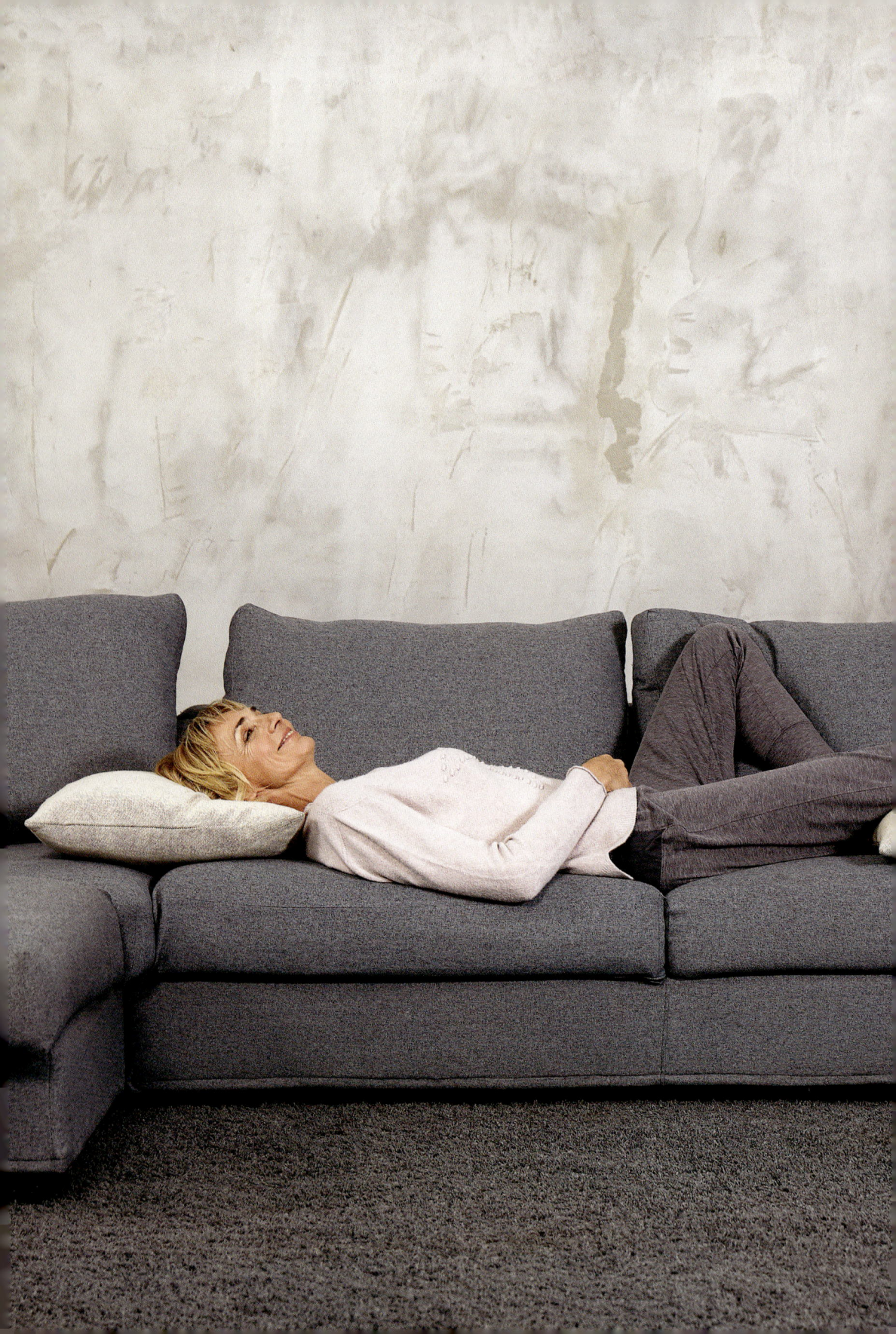

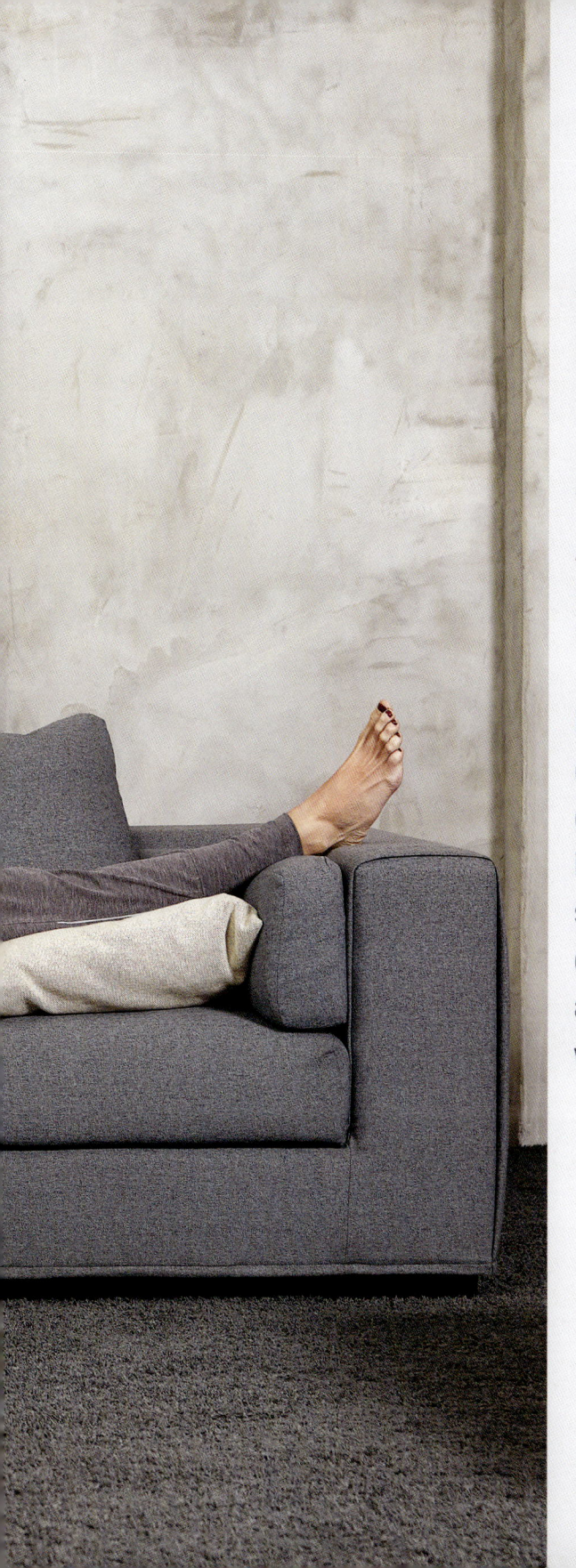

ACHTSAM-KEIT UND ATMUNG

ACHTE AUF DAS, WAS DEIN KÖRPER DIR SAGT. DANN LEBST DU GESÜNDER UND GLÜCKLICHER.

Es ist sehr wichtig, dass du lernst, auf deinen Körper zu hören, denn er lässt dich meist sehr schnell wissen, wenn ihm etwas nicht guttut. Oft hilft es auch schon, einmal tief durchzuatmen. Achte darauf, dass du immer genug Sauerstoff abbekommst. Höre in dich hinein, und vertraue auf dein Bauchgefühl.

BODY-SCAN

Eine der beliebtesten Achtsamkeitsübungen, die zum Beispiel auch Teil des Autogenen Trainings ist und oft beim Yoga praktiziert wird, ist der Body-Scan. Dabei richtest du ganz in Ruhe deine gesamte Aufmerksamkeit nach und nach auf jeden einzelnen Körperteil. Das hilft dir dabei, besser auf dich zu achten und Warnungen deines Körpers frühzeitig wahrzunehmen.

1| Lege dich auf den Rücken, alle Körperteile sind sehr entspannt und locker. Beginne erst mit der Übung, wenn deine Position für dich maximal bequem ist (Achtung: Nicht einschlafen!). Atme ruhig und entspannt.

2| Schließe deine Augen, und beobachte deinen Körper zunächst als Ganzes. Wie fühlt es sich an, so dazuliegen? Was fällt dir auf? Vielleicht der Druck auf den Auflagepunkten oder deine noch nicht ganz ruhige Atmung? Lass dich auf das Gefühl ein, dich nur mit dir zu beschäftigen.

3| Richte nun die Aufmerksamkeit auf deine Füße. Wie fühlen sich die Zehen des linken Fußes an? Sind sie warm oder kalt? Kribbeln sie, wenn du dich darauf konzentrierst? Vielleicht nimmst du auch nichts Besonderes wahr, das ist auch in Ordnung. Wandere mit deiner Beobachtung nun über die linke Fußsohle zur linken Ferse, zum Knöchel und zum Fußrücken hin bis zur Wade und zum Oberschenkel. Lass alle Gedanken zu, die sich um die jeweilige Körperregion drehen, egal wie absurd sie erscheinen mögen.

Wiederhole diesen Durchgang auf der rechten Seite. Wenn du merkst, dass deine Gedanken abschweifen, führe sie bewusst wieder zu deinem Körper zurück.

4| Richte deine Aufmerksamkeit nun auf deinen Unterkörper – Hüften und Po –, auf den unteren Rücken und die Bauchregion und schließlich auf deinen Oberkörper. Lass alle Gedanken zu, nimm wahr, wie dein Herz im Brustkorb schlägt und wie deine Schultern auf dem Untergrund aufliegen.

Gehe zur linken Hand. Wie fühlen sich die Fingerspitzen an? Wie Handfläche und Handrücken? Wandere den Arm hinauf, vom Unterarm zum Oberarm und zur Schulter. Wiederhole diesen Durchgang auf der rechten Seite.

Komme nun über die rechte Schulter über den Nacken zum Kopf bis hoch zum Scheitel, dann hinunter zur Stirn, zu den Augen, der Nasenspitze, zum Mund und zum Kinn.

Beobachte zum Schluss für einen Moment deine Atmung. Fühle, wie die Luft tief und ruhig in dich hineinströmt und wieder hinaus. Richte die Aufmerksamkeit dann wieder auf den ganzen Körper. Was hat sich verändert zum Beginn der Übung? Was ist gleich geblieben?

Öffne schließlich die Augen. Komme langsam wieder hoch, und starte gestärkt in den Tag.

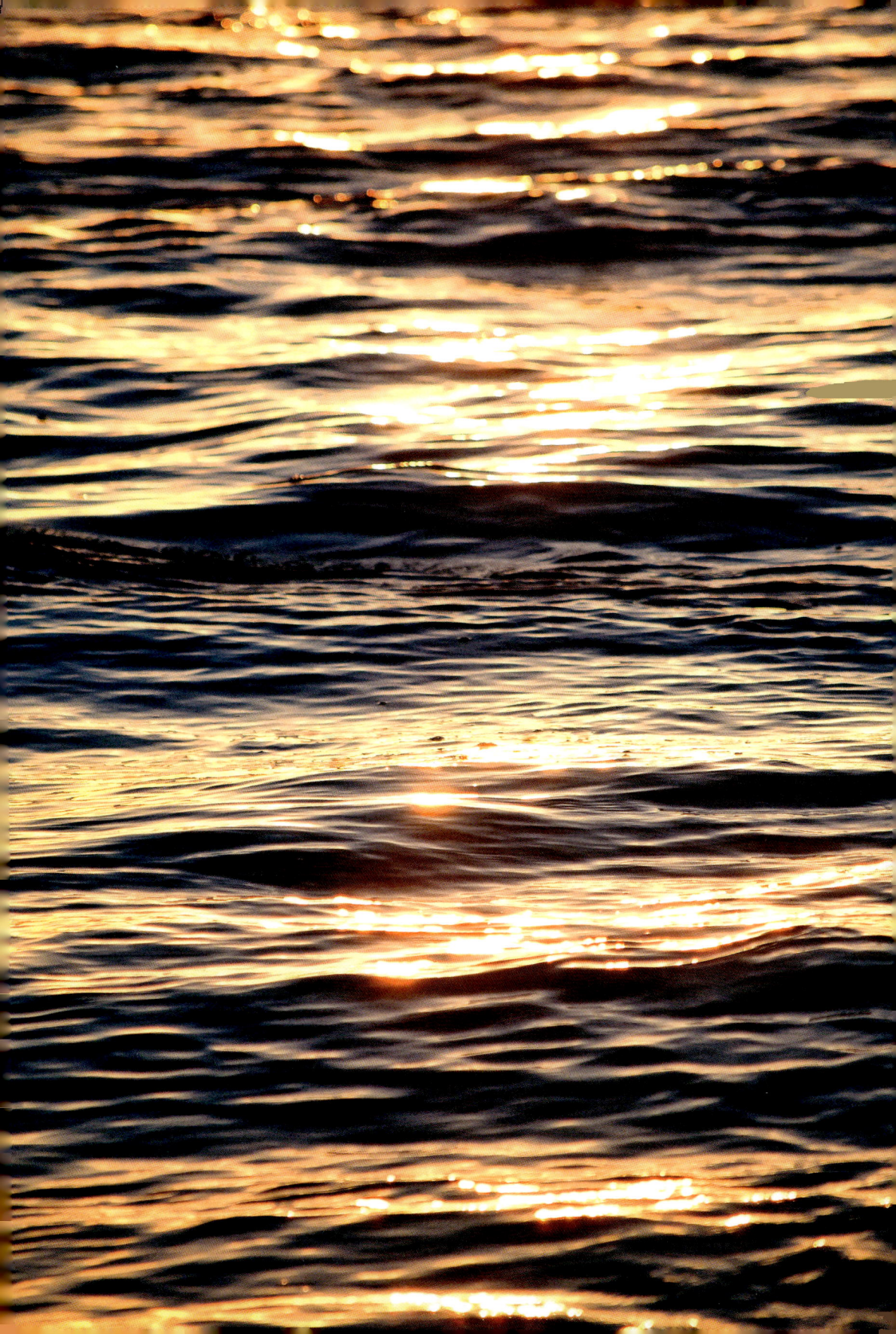

FLANKENATMUNG

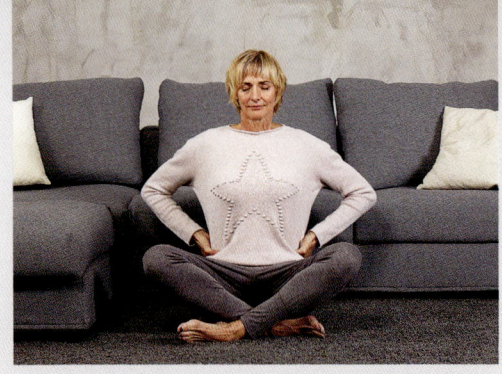

Bei der Flankenatmung atmest du bewusst in die Seiten – dadurch weitet sich dein Brustkorb, deine Lungen weichen zu den Seiten, und das Herz hat mehr Platz.

Du sitzt aufrecht in einer für dich bequemen Position, zum Beispiel im Schneidersitz. Wenn du diesen wählst, lege bitte unbedingt eine gefaltete Decke unter den Po, sodass dein Becken etwas nach hinten kippt und du nicht ins Hohlkreuz kommst. Schließe die Augen, lege deine Hände sanft an deine Flanken, und atme langsam tief durch die Nase in diese Gegend hinein. Fühle, wie sich dabei deine Hände nach außen bewegen. Atme dann durch den Mund wieder vollständig aus.

Wiederhole die Übung einige Male.

! Führe alle Atemübungen bewusst und ganz langsam durch. Dein Atem sollte weich und fließend sein.

BAUCHATMUNG

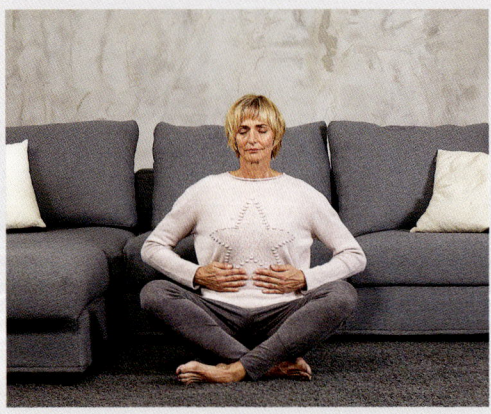

Nun geht es darum, tief in den Bauch einzuatmen. Diese Atmung ist sehr entspannend – unser Körper fällt automatisch in die Bauchatmung, wenn wir schlafen. Bei dieser Form der Atmung ist eigentlich nur unser Zwerchfell aktiv, alle anderen Muskeln dürfen sich ausruhen.

Du sitzt aufrecht in einer für dich bequemen Position. Schließe die Augen, und lege deine Hände sanft auf deinen Bauch unterhalb des Brustkorbs.

Atme nun langsam tief durch die Nase in diese Gegend hinein. Fühle, wie sich deine Hände nach vorne bewegen. Deine Schultern sollten aber möglichst nicht nach oben gehen. Atme dann durch den Mund wieder vollständig aus.

Wiederhole die Übung einige Male.

BAUCH-BRUST-ATMUNG

Durch die Atmung in den Brustbereich führst du deinem Körper möglichst schnell viel Sauerstoff zu. Alleine durchgeführt, spannen sich aber die Muskeln in Brust und Schultern sowie in der Bauchgegend an. Öffnest du nun gleichzeitig deine Bauchgegend beim Atmen, werden alle Muskeln etwas entlastet. Du hast also die Vorteile von Brust- und Bauchatmung in einer Übung vereint.

1| Du sitzt aufrecht in einer für dich bequemen Position. Schließe die Augen, und lege eine Hand sanft auf das Brustbein und die andere auf deinen Bauch unterhalb des Brustkorbs. Atme nun langsam tief durch die Nase in deinen Bauch hinein.

2| Atme, wenn der Bauch »voll« ist, tief in den Brustbereich ein. Atme dann durch den Mund wieder vollständig aus, zuerst aus dem Bauch und dann aus der Brust.

Wiederhole die Übung einige Male.

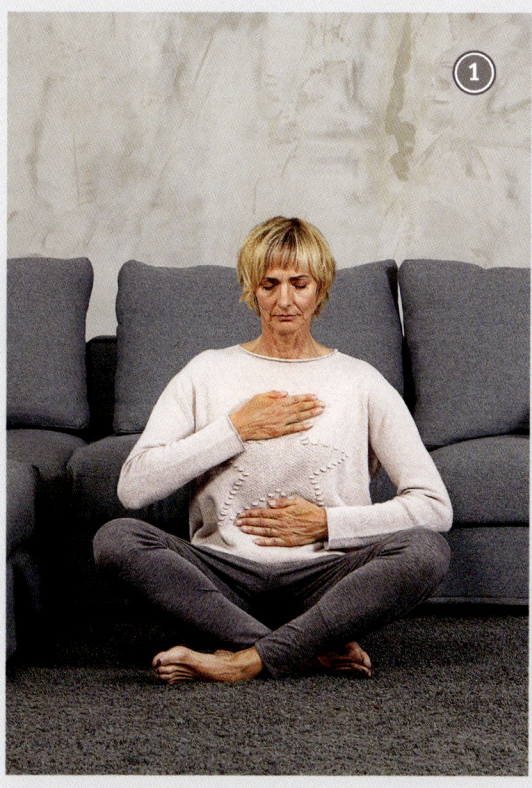
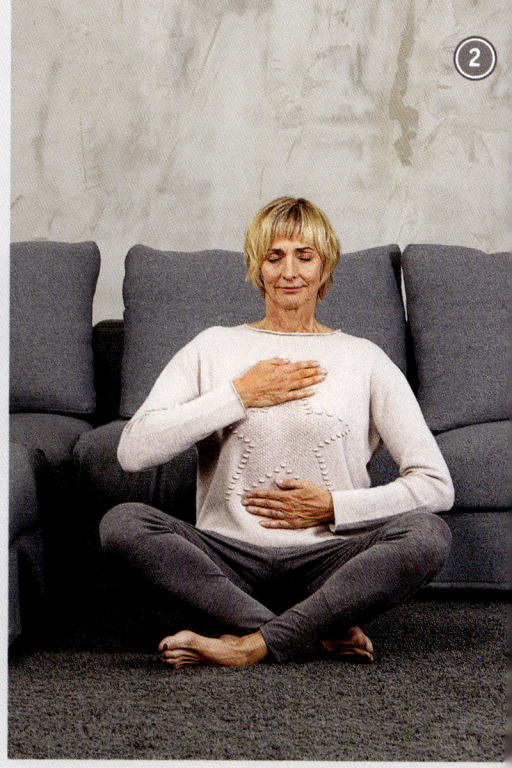

EXKURS – ENTSPANNUNG

Wir sind die meiste Zeit unseres Lebens in Bewegung und stehen unter permanentem Stress. Darum ist es umso wichtiger, hin und wieder abzuschalten und neue Kraft zu tanken. Aber wie funktioniert das am besten?

Bewegung ist für unsere physische wie psychische Gesundheit sehr wichtig, wie du bereits in den vorhergehenden Kapiteln gesehen und vielleicht schon selber bei dir festgestellt hast. Aber genauso wichtig ist es, dass du zwischen den Bewegungseinheiten und Stresssituationen, die der Alltag mit sich bringt, auch runterkommst und dich entspannst. Warum das so ist, erkläre ich dir hier.

Warum ist Entspannung so wichtig?

Der Körper braucht seine Regenerationsphasen, damit er auf Dauer gesund ist und gut funktioniert. Die längste Entspannungsphase erfährt er natürlich im Schlaf – wir verschlafen ein Drittel unseres Lebens. Ist dieser ruhig und tief, kann unser Gehirn alle Erfahrungen des Tages verarbeiten, das Immunsystem wird gestärkt und der Stoffwechsel reguliert. Aber auch untertags ist es wichtig, sich immer wieder zu entspannen – nur so können wir den ganzen Tag über Leistungen erbringen, seien das nun körperliche oder geistige. Schalten wir nicht hin und wieder ab, sinken sowohl Leistungs- als auch Konzentrationsfähigkeit rapide. Wir verlieren unsere Fitness und sind schneller gestresst. Durch Entspannungseinheiten sind wir dagegen widerstandsfähiger, auch was die Psyche betrifft.

Methoden der Entspannung

Es gibt viele Möglichkeiten, um sich zu entspannen, und für jeden Einzelnen funktioniert etwas anderes besser, entweder das eine oder das andere – hier ein kleiner Überblick über mögliche Methoden:

Progressive Muskelentspannung
In vielen Städten und Gesundheitszentren werden Kurse für Progressive Muskelentspannung angeboten. Bei dieser Methode werden alle Muskelgruppen nach und nach bewusst angespannt und dann wieder entspannt. Das führt letztendlich zu einem tiefen Entspannungsgefühl im ganzen Körper.

Fantasiereisen
Diese kannst du entweder allein zu Hause mit einer Audio-Führung auf CD oder auch in einer Gruppe in einem Kurs machen. Hauptsache, du hast vollkommene Ruhe und wirst nicht gestört. Anhand der Anleitung eines Erzählers versetzt du dich in eine andere Welt oder an einen ganz bestimmten Ort und stellst dir diese »Reise« möglichst detailliert mit Geräuschen und Gerüchen vor. Dabei schaltest du idealerweise komplett ab, da du dich vollkommen auf dieses imaginäre Erlebnis konzentrierst und darauf einlässt.

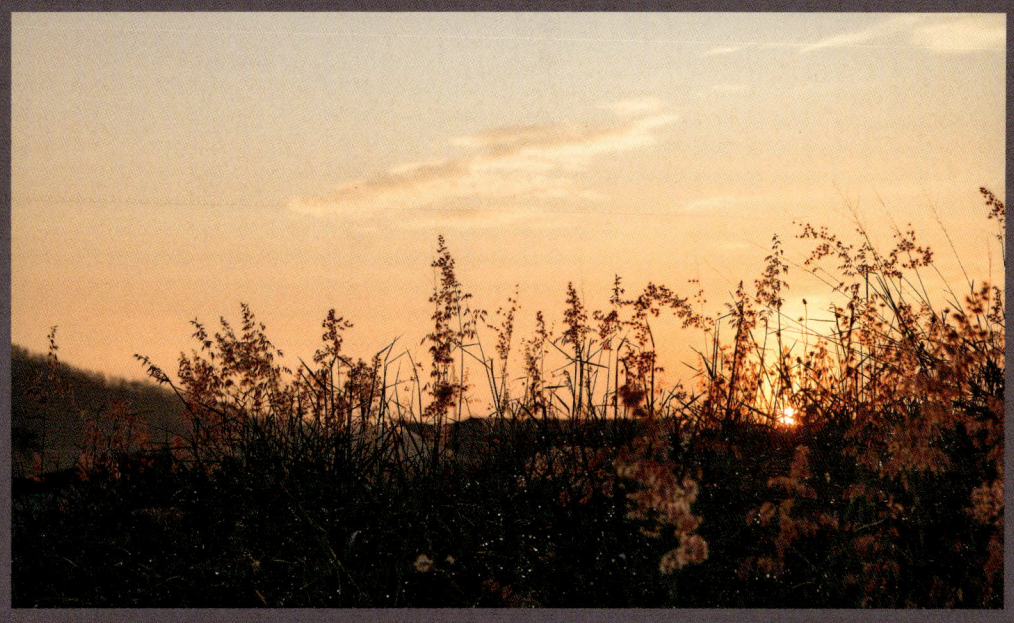

ENTSPANNUNG BRINGT bereits das Innehalten und das Genießen des Moments.

Malen

Vielen Menschen hilft es auch dabei herunterzukommen, wenn sie kreativ werden. Für diejenigen, die künstlerisch nicht so begabt sind, gibt es zudem zahlreiche Ausmalbücher mit Mandalas oder Fantasiewelten. Auch hier konzentriert man sich voll und ganz auf die Sache und ist ruckzuck weit weg von allen Alltagssorgen.

Meditation

Meditation ist natürlich die perfekte Form, um sich zu entspannen. Es braucht etwas Übung, damit man sich ganz ohne äußere »Trigger« dazu bringt, die Gedanken zu bündeln und nicht abzuschweifen. Wenn dies aber gelingt, kann man sich fast überall und zu jeder Zeit in einen Zustand der inneren Ruhe versetzen – egal, was um einen herum gerade los ist.

Achtsamkeitstraining

Achtsam kann man ja alles Mögliche machen, daher gibt es auch zahlreiche Achtsamkeitsübungen. In diesem Kapitel habe ich auch einige vorgestellt, mit denen du mehr Fokus auf dich und deine Bedürfnisse legen kannst. So konzentrierst du dich aufs Wesentliche und lernst, Prioritäten zu setzen.

Atemübungen

Auch die Atmung beeinflusst unsere Stimmung und umgekehrt. Sind wir gestresst, ist unsere Atmung flach und schnell; sind wir aber entspannt, dann geht der Atem ruhig und tief. So kann man auch durch eine bewusst ruhige Atmung in bestimmte Körperregionen hinein runterkommen und sich beruhigen. Dazu findest du in diesem Kapitel ebenfalls Übungen.

ACHTSAMKEITSRITUALE IM ALLTAG

Durch feste Rituale, die du in deinen Alltag integrierst, kann dir das mit der Achtsamkeit leichter fallen. Vor allem, wenn du unter Stress stehst und nicht weißt, wo dir der Kopf steht, ist es gut, Ruhe-Inseln zu schaffen, auf die du dich über den Tag hinweg retten kannst.

Morgenrituale

Wenn du achtsam in deinen Tag startest, bist du auch für alles gewappnet, was sich dir im Lauf des Tages eventuell in den Weg stellt. Wenn du aufwachst, solltest du nicht sofort aufspringen und loshetzen. Leider ist Weiter-

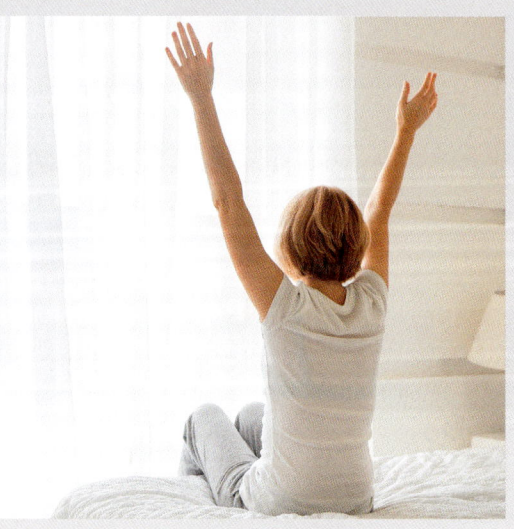

AUSGIEBIGES STRECKEN lässt uns gut in den Tag starten.

schlafen ja auch keine Option – schlage also die Augen auf, bleibe aber liegen, und werde dir zunächst deines Körpers bewusst. Frage kurz ab, wie du dich fühlst, ob du fit bist, oder ob du dich über den Tag hinweg vielleicht schonen solltest. Es ist ganz wichtig, mit deinem Körper zu kommunizieren, und das funktioniert am besten, wenn noch nicht so viel los ist.

Richte nun deine Aufmerksamkeit auf die Welt um dich herum. Welche Geräusche nimmst du wahr? Ist schon jemand aus deiner Familie wach und klappert in der Küche mit Geschirr, oder hörst du Vögel vor dem Fenster? Komme nun langsam hoch, und strecke deinen Oberkörper lange und ausgiebig. Stelle dich hin, und schüttle Arme und Beine kräftig aus. Nun kannst du in den neuen Tag starten.

Dieser Ablauf für den Morgen ist nur ein Vorschlag und du musst nicht all diese Rituale durchführen. Wenn dir etwas zu albern ist oder du aus welchen Gründen auch immer keine Lust hast, dann picke dir nur das eine oder andere heraus. Es genügt auch schon, wenn du dich

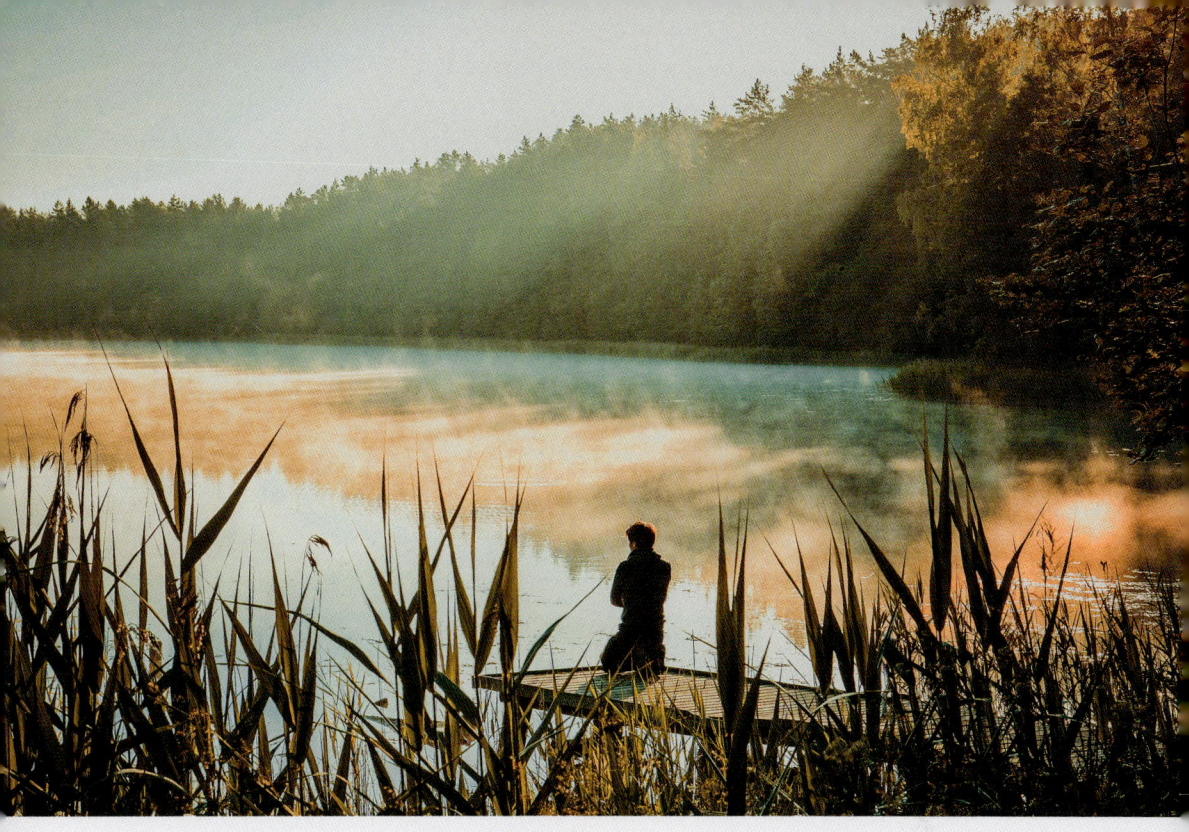

NIMM DIR bewusst ein paar Minuten Zeit, und richte den Fokus auf dich.

morgens ausgiebig streckst, solange du es bewusst und regelmäßig durchführst.

5-Minuten-Achtsamkeit

Versuche, auf deinen Tag verteilt fünfmal bewusst für eine Minute abzuschalten. Halte dann inne, egal was du gerade tust. Schließe deine Augen, beruhige deine Atmung, und höre in dich hinein. Wie geht es dir in diesem Moment? Bist du gestresst oder fröhlich? Tut dir etwas weh, oder ist alles im Lot? Wenn du solche kurzen Achtsamkeitspausen in deinen Tag einbaust, wirst du schnell merken, wie gut es dir damit geht. Es ist sehr wichtig, dass du dir Zeit nur für dich nimmst, auch wenn es nur fünf Minuten am Tag sind.

Achtsamkeit am Arbeitsplatz

Besonders bei der Arbeit ist es wichtig, dass du nicht vergisst, genug auf dich und deine Bedürfnisse zu achten. Das fängt bereits beim Einrichten deines Arbeitsplatzes an: Achte darauf, dass du gut an deinem Tisch arbeiten kannst. Hast du genug Platz und Licht? Das hört sich vielleicht banal an, aber oft wird solchen »Kleinigkeiten« nicht genug Bedeutung beigemessen. Dabei ist es sehr wichtig, dass du ungestört und komfortabel arbeiten kannst.

Du kannst auch durch bestimmte Gegenstände deinen Arbeitsplatz aufwerten. Wenn du Kerzen magst, stelle welche auf. Oder du platzierst ein

Bild mit deinen Lieben oder deinem Haustier so, dass sie immer bei dir sind. Es kann dir dabei egal sein, was deine Kollegen denken. In diesem Fall geht es nur um dich.

Mache bei der Arbeit regelmäßig Pausen, hole dir einen Kaffee oder einen Tee. Und plausche auch mal mit den Kollegen. Sie freuen sich bestimmt, wenn du ihnen einen Tee und ein Stück Kuchen an den Platz bringst und dich für einen Moment zu ihnen gesellst. Das ist gemütlich und lockert den oft anstrengenden und tristen Arbeitsalltag auf.

Essen

Du kennst das bestimmt, du bist auf Arbeit, es ist alles etwas hektisch, da bleibt keine Zeit für eine richtige Mahlzeit. Dann stopft man sich zwischen E-Mails und Abgabeterminen höchstens mal einen Müsliriegel rein, das muss reichen. Und zu Hause bist du dann so geschafft, dass du dich nur noch mit letzter Kraft auf die Couch schleppst und dann beim Fernsehen nebenher irgendetwas isst – du bekommst nicht einmal genau mit, was. Du kannst dir sicher vorstellen, dass das das Gegenteil von Achtsamkeit ist.

Nun spielen wir mal ein anderes, gesünderes Szenario durch. Auf der Arbeit ist es stressig, dennoch nimmst du dir die Zeit für ein richtiges Mittagessen oder ein belegtes Brot zwischendurch. Ob die E-Mail 20 Minuten früher oder später rausgeht, interessiert am Ende wirklich niemanden. Nimm dir die Zeit, und iss nicht am Arbeitsplatz. Verlasse am besten das Büro – im Sommer kannst du dich zum Beispiel draußen in die Sonne setzen.

Danach hast du wieder Energie, um konzentriert weiterzuarbeiten.

Am Abend kommst du zwar etwas gestresst nach Hause, aber du hast am Wochenende schon einen Großeinkauf für schnelle Gerichte unter der Woche gemacht. Du probierst eines der vielen 15-Minuten-Rezepte aus, die du im Internet findest, mit viel frischem Gemüse der Saison. Oder du lässt dich vielleicht einmal von deinem Partner bekochen? Dann setzt ihr euch zu zweit oder mit der Familie oder du setzt dich allein an den Tisch und konzentrierst dich einmal nur auf das, was du gerade isst. Welche Gewürze schmeckst du heraus? Das ist natürlich besonders spannend, wenn du das Essen nicht selbst zubereitet hast. Aber auch so kannst du deine Geschmacksnerven trainieren. Zum Abschluss darf es dann natürlich mal ein Dessert sein.

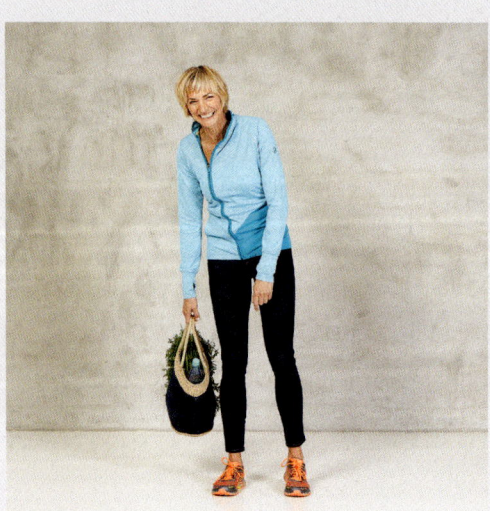

LACHEN HÄLT gesund und fit und nimmt manch stressiger Situation den Druck.

Dieses kann dann auch gemütlich vor dem Fernseher genossen werden. Versuche dich aber dennoch, auf den Geschmack und die Konsistenz zu konzentrieren. So nimmst du das leckere Schokoladen- oder Karamellaroma noch viel intensiver wahr. Lerne dadurch, dein Essen wertzuschätzen, und dass du dir damit bewusst etwas Gutes tust.

Lachen

Es gibt mittlerweile Kurse für Lach-Yoga, eine Form von Yoga, bei der die positiven körperlichen und psychischen Effekte durch Lachen im Fokus stehen. Ich weiß nicht, inwiefern es Sinn macht, auf eine so »künstliche« Art Lachen hervorzurufen. Aber ich bin der festen Überzeugung, dass Lachen gesund und fit hält. Deswegen – aber auch einfach so zum Spaß – lache ich sehr gern und viel.

Es ist natürlich gut, wenn dies von ganz allein passiert, ohne dass man viel darüber nachdenken muss. Aber oft sind wir so mit unseren Sorgen und Ängsten beschäftigt, dass wir es manchmal auch einfach »vergessen«. Daher solltest du dir in manchen Situationen mal bewusst Gedanken darüber machen, ob es nicht besser wäre, einfach mal zu lachen, statt sich zu ärgern. Es wird auch immer wieder Momente geben, in denen du am liebsten im Erdboden versinken würdest. Ich habe über die Jahre gelernt, dann einfach über mich selbst zu lachen. Probiere es einmal aus, es ist wirklich sehr befreiend.

Irgendwann musst du auch nicht mehr »achtsam« lachen, dann passiert es immer öfter ganz von allein und manchmal in den unmöglichsten Situationen. Aber darüber kann man dann auch wieder nur lachen.

Abendrituale

Es kann auch sinnvoll sein, den Tag bewusst zu beenden. Vielleicht ist das für den Anfang auch die einzige Achtsamkeitsübung, die du machst. Denke einfach mal darüber nach, wie dein Tag verlaufen ist. Lass noch einmal alles Revue passieren, ganz ohne Wertung. Schreibe dir vielleicht auch in einer Art Tagebuch auf, was dir aufgefallen ist, was dir besonders gefallen hat oder worüber du dich geärgert hast. Es kann helfen, negative Gefühle auf Papier zu bannen, sodass sie aus unserem Kopf sind und wir uns nicht unbewusst noch länger damit auseinandersetzen müssen.

Es kann aber auch ein Abendritual sein, vor dem Zähneputzen in den Badspiegel zu blicken und sich einmal ganz bewusst »von außen« wahrzunehmen. Was gefällt dir an dir? Lächle oder winke dir auch einmal zu – das klingt im ersten Moment vielleicht etwas albern, aber es hilft dir garantiert, den Tag mit einem positiven Gefühl dir selbst gegenüber abzuschließen.

Richte beim Einschlafen dann noch einmal ganz bewusst deine Aufmerksamkeit auf deinen Körper. Wie fühlt er sich an? Tut dir etwas weh, bist du körperlich erschöpft? Lass deine Aufmerksamkeit einmal durch deinen gesamten Körper schweifen, und beobachte genau, wie sich jeder einzelne Teil anfühlt. So sind deine Gedanken beschäftigt, und du kannst langsam in einen ruhigen Schlaf hinüber dämmern.

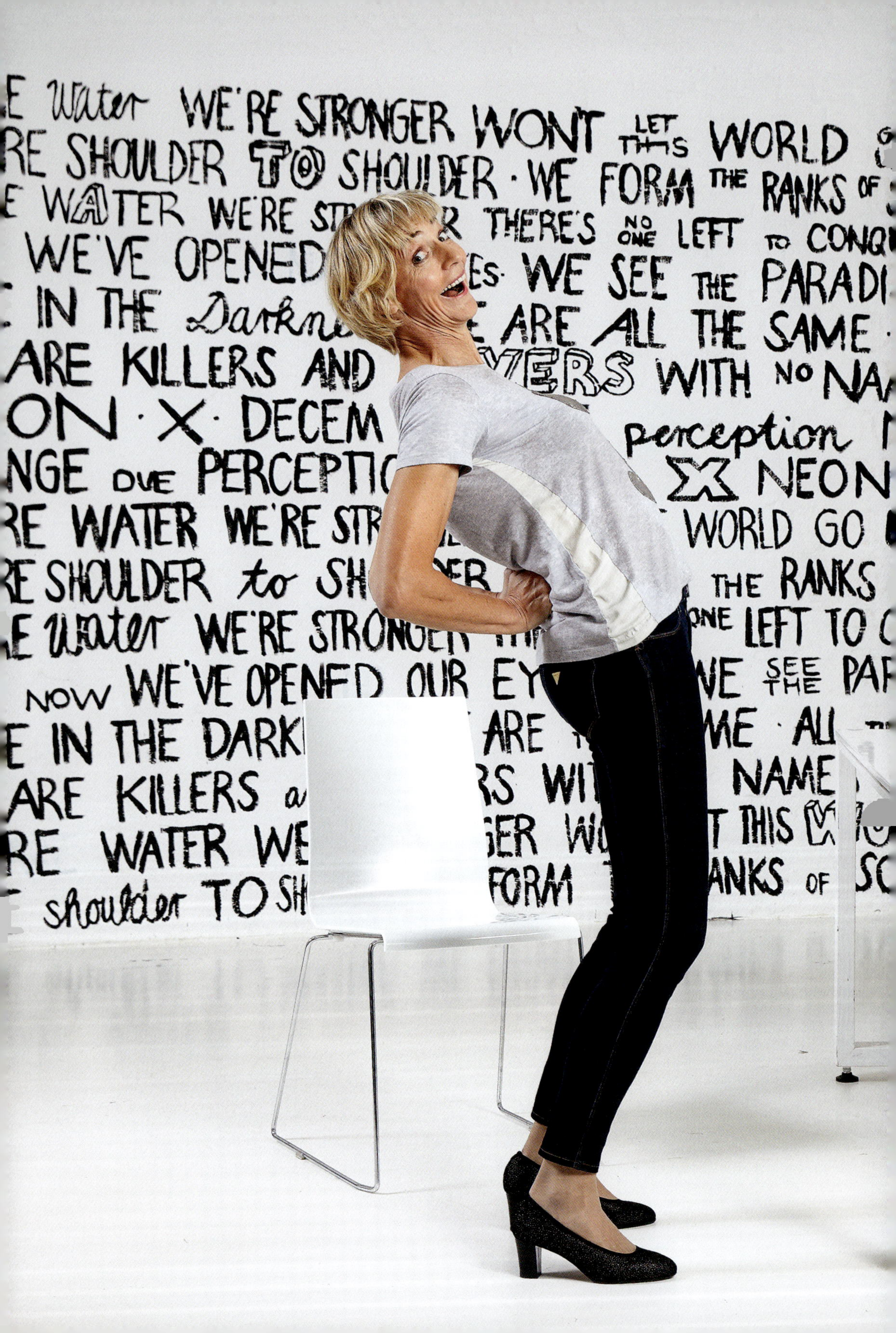
Water WE'RE STRONGER WONT LET THIS WORLD
SHOULDER TO SHOULDER · WE FORM THE RANKS OF
WATER WE'RE THERE'S NO ONE LEFT TO
WE'VE OPENED WE SEE THE
IN THE ARE ALL THE SAME
ARE KILLERS AND WITH NO
ON · X · perception
DUE X NEON
WATER WE'RE WORLD GO
SHOULDER to THE RANKS
Water WE'RE STRONGER LEFT TO
NOW WE'VE OPENED OUR SEE THE
IN THE ARE
ARE KILLERS NAME
WATER THIS
FORM OF
shoulder TO

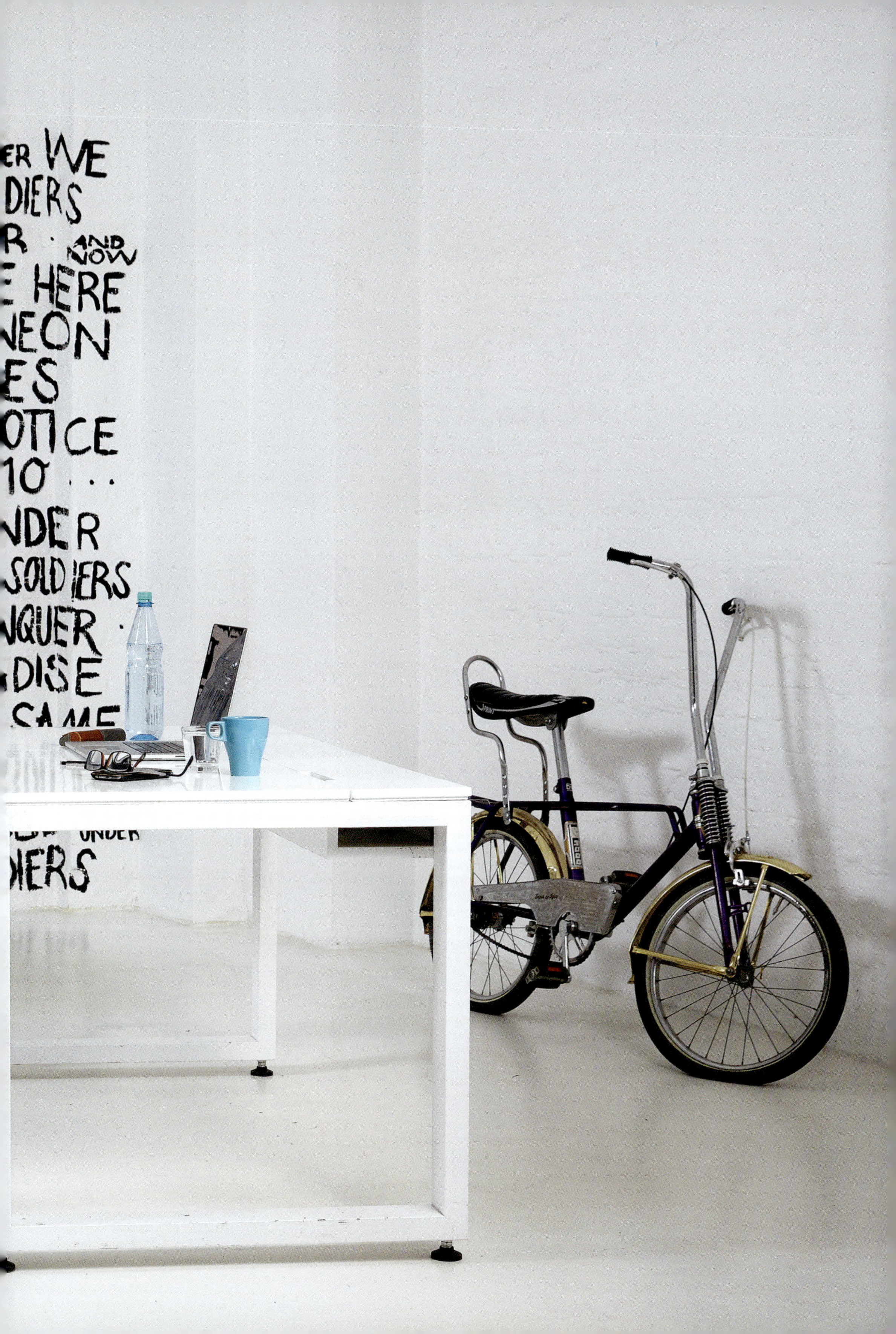
ER WE
DIERS
R · AND NOW
E HERE
NEON
ES
OTICE
10 ...
NDER
SOLDIERS
NQUER ·
DISE
SAME
UNDER
DIERS

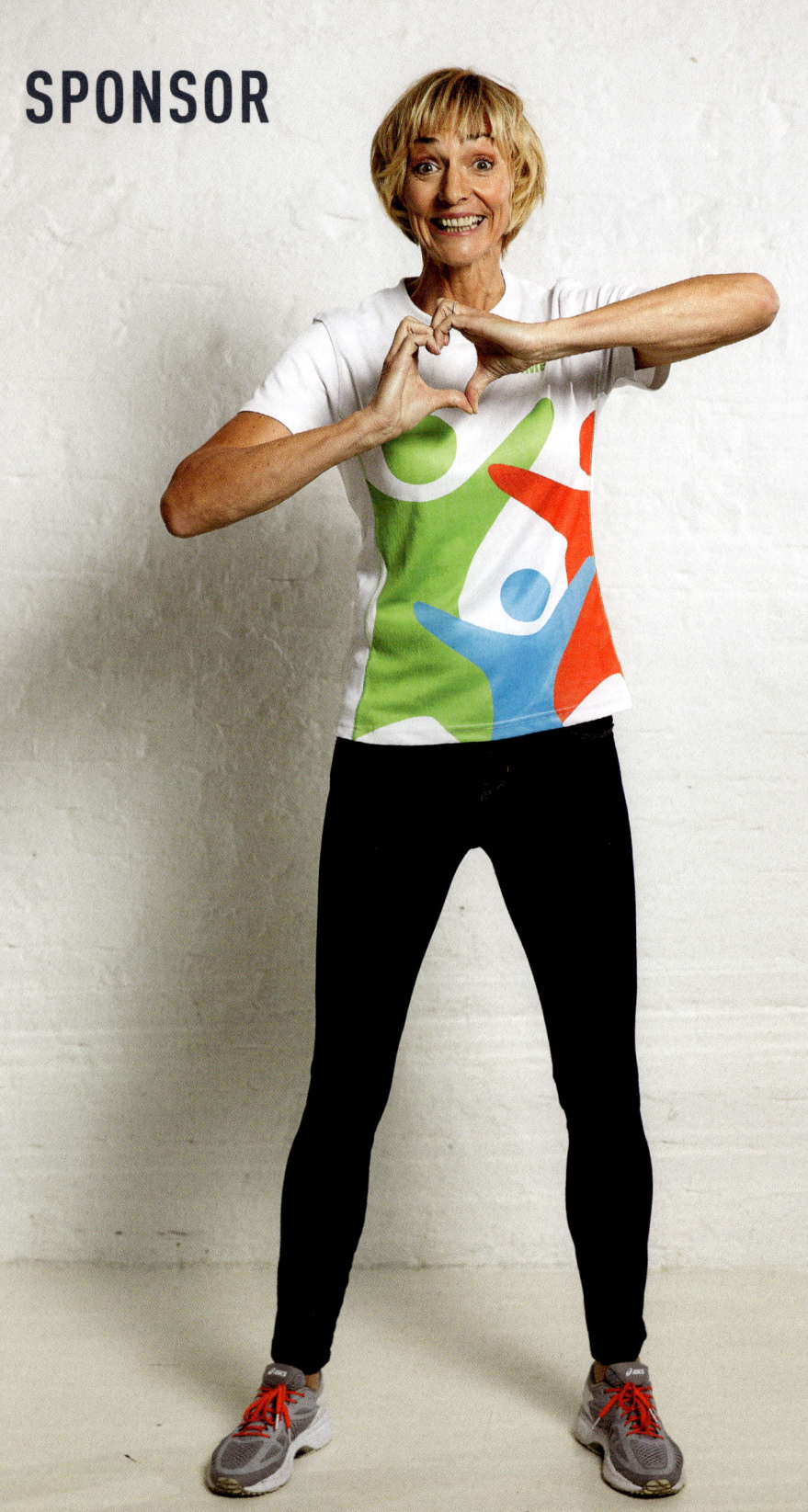

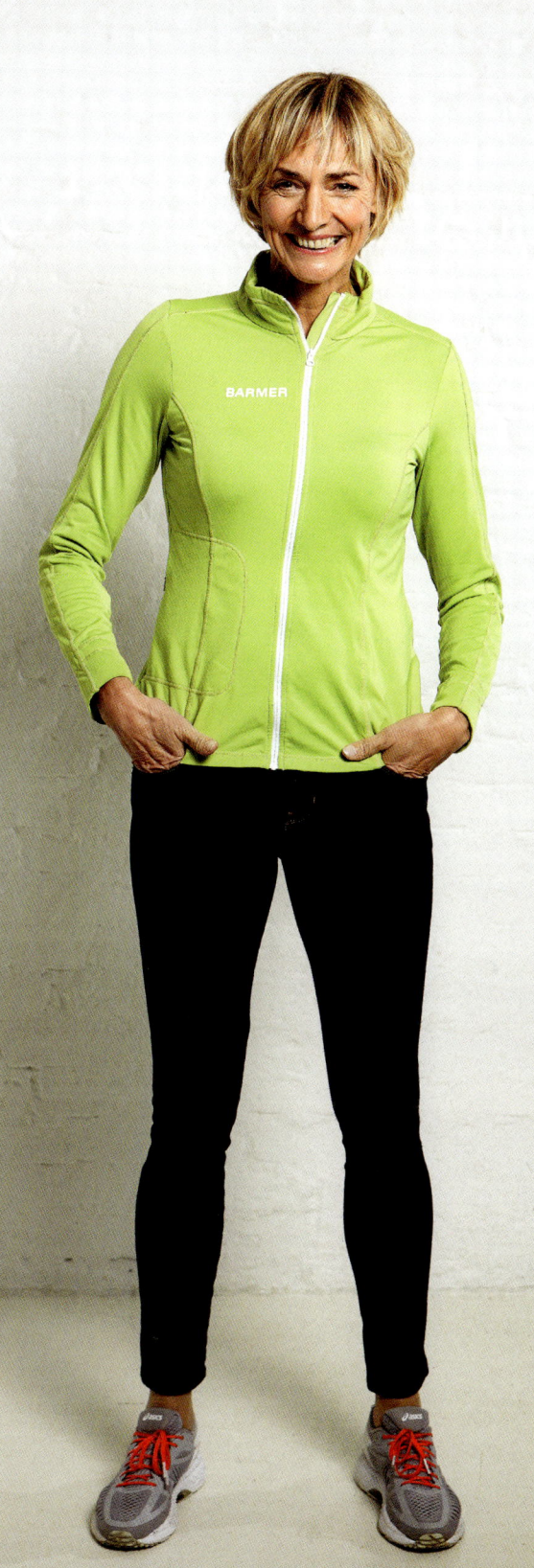

DANK

Mein Dank gilt allen, die an diesem Buch mitgewirkt haben – es hat mir sehr viel Freude bereitet. Den Spaß, den wir hatten, kann man auch an den Bildern sehen.

Es war die Atmosphäre, die gute Vorarbeit bei der Auswahl der Übungen und der Bilder bis hin zum Text. Ein tolles Fotoshooting-Team MEDIA2MOVE und die Damen vom Verlag.

Danke auch an alle, die im Hintergrund an diesem Projekt mitgewirkt haben.

Ohne euch wäre das Endergebnis nicht so toll geworden, ihr habt auf alle Fälle olympisches Gold dafür verdient.

Ein riesengroßes Dankeschön!

Eure Heike

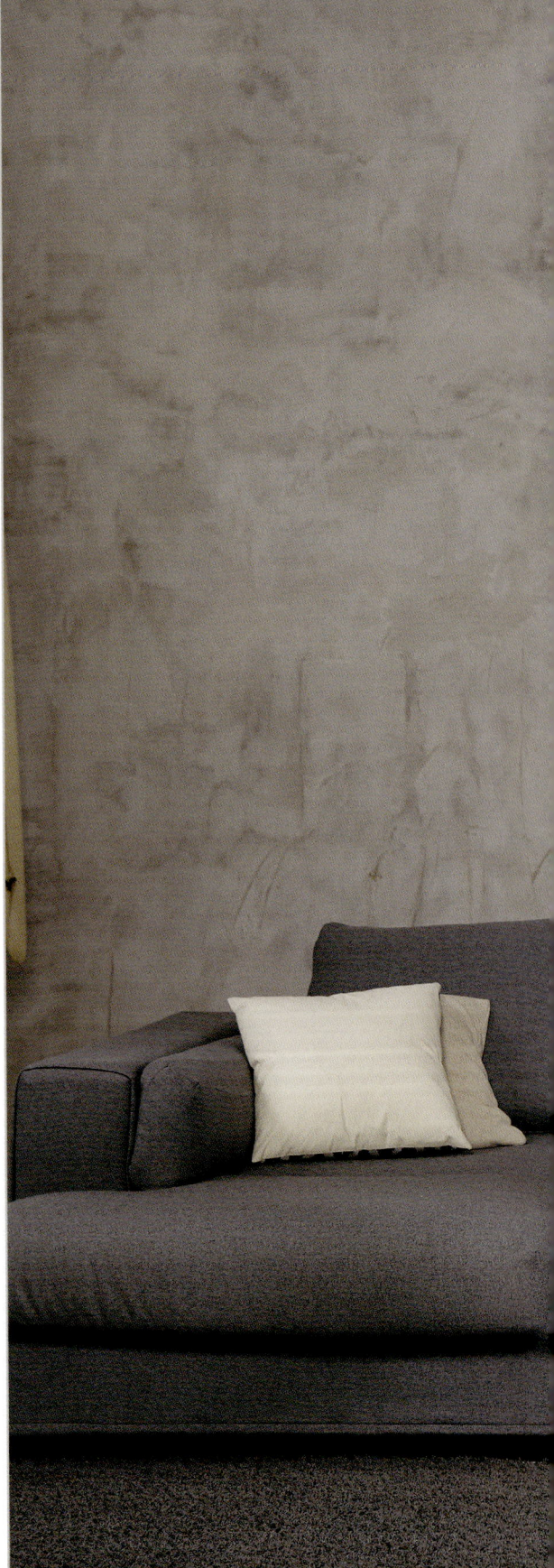

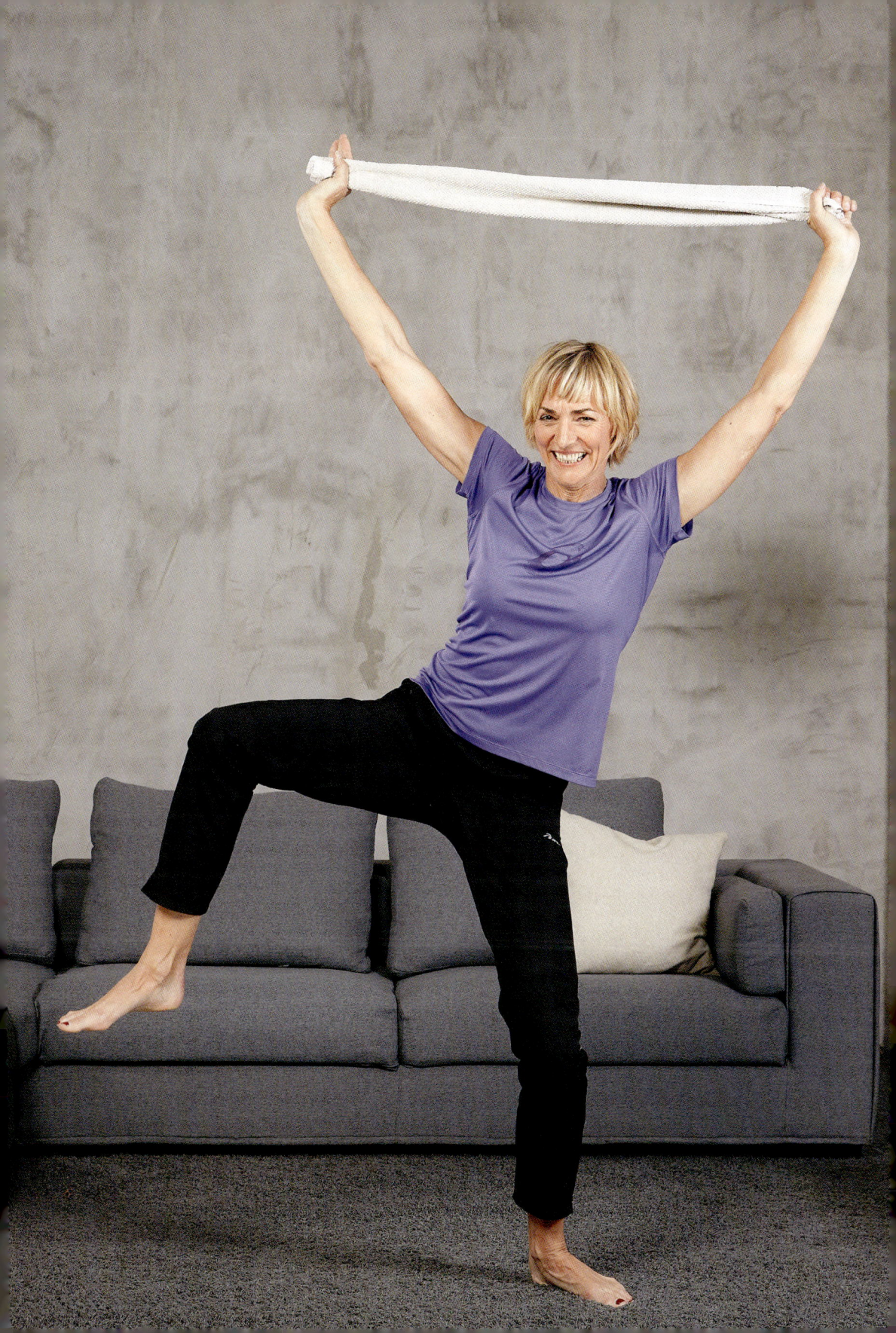

REGISTER

Ebenfalls erhältlich ...

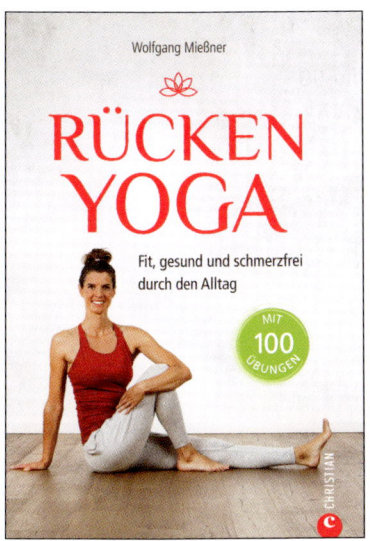

ISBN 978-3-95961-137-4

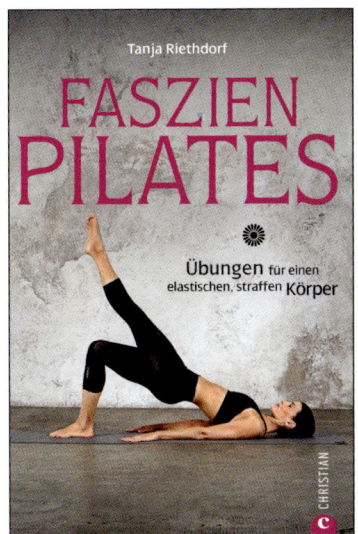

ISBN 978-3-95961-024-7

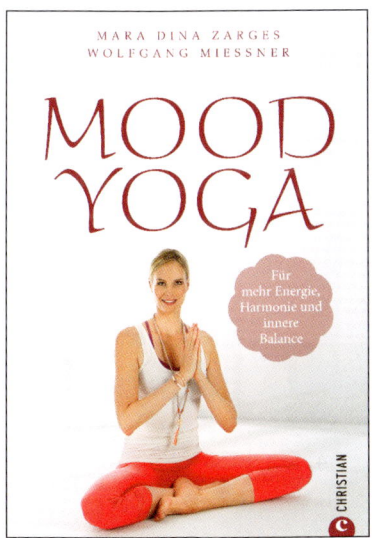

ISBN 978-3-95961-023-0

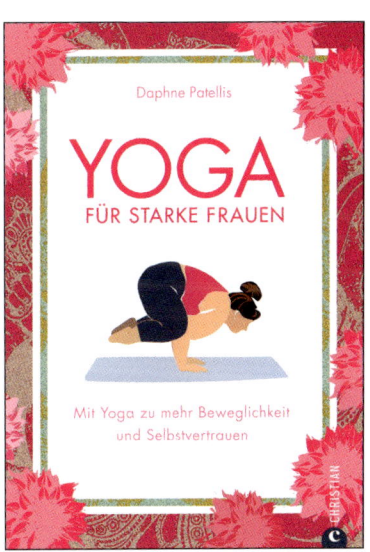

ISBN 978-3-95961-157-2

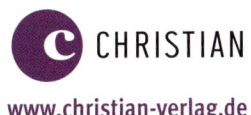

CHRISTIAN

www.christian-verlag.de

IMPRESSUM

Produktmanagement: Doreen Wolff
Texte: Franziska Sorgenfrei
Textredaktion: Anette Späth
Korrektur: Susanne Langer
Layout und Satz: Silke Schüler
Umschlaggestaltung: h3a GmbH, München
Repro: LUDWIG:media, Zell am See
Herstellung: Barbara Uhlig

Bildnachweis: alle Bilder stammen von André
Siodla, MEDIA2MOVE, außer: außer: Coverfoto:
Gaby Gerster/laif; S. 11 & 12 (dpa - Sportreport/
ADN), S. 13 (dpa – Sportreport/Afp Olivier Morin),
Shutterstock: S. 16 (Fishman64), S. 17 (Yuriy
Maksymiv), S. 18 (Syda Productions), S. 19 (Anto-
nina Vlasova), S. 22 (Blazej Lyjak), S. 23 (Andrey
Armyagov), S. 24 (Petr Kopka), S. 25 (vindenkoo),
S. 26 (foto76), S. 27 (Halfpoint), S. 29 (astarot),
S. 50 (Magic mine), S. 51 (wavebreakmedia),
S. 67 (DeryaDraws), S. 68 (altafulia), S. 86 (Gr8),
S. 87 (Lemurik), S. 125 (Stockdonkey),
S.129 (WingsLight), S. 130 (Dimitry Zimin),
S. 131 (Urte)

Make-Up: Kerstin Petter, Colouryourface

Printed in Italy by Printer Trento

Unser komplettes Programm finden Sie unter

 www.christian-verlag.de

Die Deutsche Nationalbibliothek verzeichnet diese
Publikation in der Deutschen Nationalbibliografie;
detaillierte bibliografische Daten sind im Internet
über http://dnb.d-nb.de abrufbar.

ISBN 978-3-95961-212-8

**Sind Sie mit diesem Titel zufrieden?
Dann würden wir uns über Ihre Weiter-
empfehlung freuen.**
Erzählen Sie es im Freundeskreis, berich-
ten Sie Ihrem Buchhändler oder bewerten
Sie bei Onlinekauf. Und wenn Sie Kritik,
Korrekturen, Aktualisierungen haben,
freuen wir uns über Ihre Nachricht an
Christian Verlag, Postfach 40 02 09,
D-80702 München oder per E-Mail an
lektorat@verlagshaus.de

Alle Angaben, Ratschläge und Übungen dieses
Werkes wurden von der Autorin sorgfältig recher-
chiert und auf den neuesten Stand gebracht sowie
vom Verlag geprüft. Lassen Sie sich in allen Zwei-
felsfällen zuvor durch einen Arzt oder Therapeuten
beraten. Die im Buch enthaltenen Informationen
ersetzen in keinem Fall ärztliche Hilfe oder Rat.
Weder die Autorin noch der Verlag können für
eventuelle Nachteile oder Schäden, die aus den im
Buch gegebenen praktischen Hinweisen entstehen,
eine Haftung übernehmen.